SILVIA CONTUZZI
SANDRINO LUIGI MARRA

PER UN NURSING TRANSCULTURALE

Come ogni volta mi ripeto e ripeto ancora una volta, ho voluto dedicare questo lavoro a cui ho in piccola parte contribuito ad una persona.

Da quando è nata l'idea di trasformare tale studio in un libro avevo da subito pensato a chi dovevo dedicarlo. E' una persona che ha vissuto una esistenza non facile, il quale ha conosciuto l'emigrazione, un mondo diverso da quello rurale da cui proveniva. Quella esperienza l'ha riportata poi nel suo paese o meglio nel nostro, e nel tempo con il suo lavoro di collaboratore scolastico ha conosciuto ed approcciato meglio di tanti altri le prime migrazioni nel nostro borgo. Dedico questo lavoro a *Francesco "Franco" Ferrucci.* Di Franco nutro e nutrirò sempre un ricordo piacevole, ammirevole, ma soprattutto fraterno, poiché e lui non lo sa, spesso l'ho visto come un fratello maggiore. Sempre quando lo incontravo giù alla Taverna di Filì, vuoi il mattino mentre mi recavo al lavoro o la sera a volte di ritorno, scambiavo con lui opinioni delle più svariate, dalla politica internazionale alla geopolitica, all'emigrazione, all'istruzione e via così in mille discorsi che mi hanno fatto capire come egli sia portatore di conoscenza più e meglio di tanti istruiti. A volte anche girando intorno alle cose ho chiesto consigli, nascosti nella forma di un discorso campato in aria nel bisogno di una parola, di una risposta ad un dubbio ad una incertezza, risposta che è giunta sempre bella o brutta che fosse, e le sue risposte erano fatte nella più assoluta sincerità senza maschera. A volte sai Franco chi non ha più un padre da tanto, cerca risposte ai dubbi della vita in qualcuno che in qualche modo ricorda e si avvicina nell'indole, nel carattere, nei modi al proprio padre. E così ti sei ritrovato tante volte a farmi da padre anche se ti vedevo per una questione anagrafica un fratello maggiore.

Quando ti ho conosciuto meglio, nei tanti anni di sosta alla Taverna, non ho potuto non ammirarti nel tuo lavoro, nel rapportarti con bambini e ragazzi, con i figli di migranti tu che sei stato un migrante. Quella tua lunga esperienza l'hai riportata indietro migliorando il tuo essere nei rapporti con i mille volti dell'umanità che la scuola offre, non affatto differente dai mille stessi volti di cui parliamo in questo lavoro. E' stato per me Franco un grande infinito onore e piacere conoscerti e condividere con te momenti e pensieri della mia vita anche se nella semplicità di un cappuccino o di un caffè. E sempre mi ha divertito il tuo dire che ero il solo Calvisano che ammetteva di essere un Gioiese; Franco fiero di essere Gioiese peccato solo che a Gioia non ci vivo più, pazienza sono nato emigrante per tornare ad essere emigrante. Ed in ultimo: grazie per avermi detto (e forse non lo ricordi) quando sono andato via, di non aver paura, di non aver timore, che la vita mi avrebbe arriso e sorriso perché non poteva essere altrimenti, perché doveva essere così per giustizia. E così è stato. Un abbraccio Franco e buona lettura.

Introduzione

Quello che segue è un lavoro di una giovane Infermiera e del suo Relatore, ma debbo in sincerità dire che la maggior parte del lavoro è opera sua. Io mi sono limitato a quegli argomenti ed argomentazioni più Antropologiche, più vicine ai miei studi e passioni. Per tale motivo ho voluto indicare le parti da me curate rispetto a quelle di Silvia e questo dimostra quanto ella ci abbia a lungo lavorato. E' anche vero come dice lei che il mio aiuto è stato prezioso per comprendere e preparare i singoli argomenti, forse è vero ne ho curato gli argomenti ma il lavoro di elaborazione è totalmente suo, io mi sono limitato a dare l'elettricità all'idea, il pulsante che ha fatto partire il resto è suo e personale.

Con questo lavoro che è la rielaborazione di parte della sua tesi di laurea abbiamo voluto dare ad altri una serie di nozioni e conoscenze che potremmo definire importanti e preziose per la conoscenza di una serie di usi, costumi, precetti e pratiche che nella vita lavorativa ospedaliera, di qualunque ospedale, ogni operatore incontra e si confronta ogni giorno. L'idea è dare a tutti delle informazioni utili a capire, conoscere e quindi meglio approcciarsi con l'altro. Un altro che è sempre e comunque un essere umano ma che si può distinguere da un altro essere umano semplicemente per la cultura a cui appartiene. Modi di vedere e pensare diversi, diverse concezioni della vita, della sofferenza, della nascita e della morte, a volte così diversi e così affascinanti e che in questo ci creano anche difficoltà. Non conoscere significa essere anche in difficoltà, ci si inibisce si resta disorientati tentando di instaurare un legame una empatia che ci avvicini all'altro. Conoscere significa invece superare a priori tale barriera, essere così proiettati in avanti, essere più vicini, guadagnare tempo e nello stesso tempo guadagnare il rispetto dell'altro, quel rispetto a volte quasi devozionale che significa il ringraziare per la conoscenza, una manifestazione di rispetto reciproco anche di forte emozione da parte dell'altro. Insomma dare umanità e con tale umanità essere vicino all'altro con cognizione di causa, con la dovuta conoscenza che dobbiamo all'altro.

E' dunque una forma di rispetto un dare che diviene un ricevere, e sappiamo lavorando a contatto con i mille volti e colori dell'umanità che la conoscenza dell'altro è un elemento migliorativo della vita lavorativa ma contemporaneamente della vita sociale di ognuno di noi.

La diversità è caratteristica fondamentale del genere umano, immutata nel corso di decine di migliaia anni. Eppure, nonostante questa diversità appaia costantemente e quotidianamente sotto i nostri occhi, molto spesso è fonte di pregiudizio, definito come un'idea od opinione errata, anteriore alla diretta conoscenza dei fatti o persone, fondata su convincimenti tradizionali comuni ai più atte a impedire un giudizio retto e spassionato (vocabolario Il Nuovo Zanichelli XI ed.). Questa definizione è esplicativa del concetto di "effetto alone inverso" secondo cui individui, o soggetti per i quali viene percepito un singolo tratto negativo sono conseguentemente giudicati negativi sotto molti punti di vista; ovvero la percezione negativa di un singolo aspetto da parte anche solo di un singolo individuo può influenzare la percezione di tanti altri individui. Oggigiorno in una società sempre più proiettata verso la multiculturalità, il pregiudizio nei confronti di ciò che è altro da noi dovrebbe essere annullato, o quantomeno minimizzato, per lasciar spazio al confronto e al superamento delle barriere mentali che ci siamo imposti o che ci hanno voluto imporre. Chiunque abbia a che fare con gli altri sul piano educativo dovrebbe considerare l'importanza e l'ingente responsabilità dell'insegnamento; l'educatore è colui che realizza un'azione educativa ovvero che contribuisce alla crescita umana della persona e che potrebbe determinare cambiamenti considerevoli nella personalità e nella concezione che la persona ha di sé. Questo riporta ad una frase tratta dal film "Le cronache di Narnia, il principe Caspian", in cui uno dei personaggi afferma "se ti trattano a lungo come una bestia, finisci per diventarlo"; per quanto il riferimento possa risultare banale il concetto trasmesso sembra sia efficace; se si discrimina ciò che è diverso da noi, si rischia di creare delle sottoculture devianti e coloro facenti parte di questi gruppi si sentiranno sempre portatori di un'etichetta. Eppure in alcuni contesti professionali quali l'Infermiere il   Codice Deontologico di questi recita all'articolo 2, comma 4, "...l'infermiere agisce tenendo conto dei valori religiosi, ideologici ed etici, nonché della cultura, etnia e sesso dell'individuo", quindi agisce nel pieno rispetto della persona che va ad assistere. Il nursing, o assistenza infermieristica, è un processo di ricerca scientifica, ma, allo stesso tempo, un processo di costruzione attraverso la dinamica relazionale tra l'infermiere e l'utente (o tra l'infermiere e la comunità), nella quale la cultura e i vissuti dei protagonisti hanno un ruolo fondamentale nella risoluzione positiva del rapporto, che mira al miglioramento dello stato di salute. L'incontro tra infermiere e paziente è sempre l'incontro tra due universi culturali distinti ed è doveroso, per esprimere al meglio la propria professionalità che l'infermiere capisca i valori, gli usi, le abitudini della persona che ha davanti.

L'infermieristica, una scienza che ormai non è più incentrata solo ed esclusivamente sul carattere biofisico-patologico e tecnicistico della materia oggetto di studio, ovvero sul modello di malattia intesa come disease, ha tra le sue potenzialità inespresse (almeno in Italia) anche quella dell'ibridazione dei suoi saperi con alcune discipline che le sono affini nello studio dell'uomo. Fra tutte è sicuramente l'Antropologia culturale quella che mette al centro dei suoi studi l'uomo e la collettività. Ad esempio, il concetto del care, proprio del nursing, che pone l'identità del prendersi cura della persona al centro del processo di salute/malattia, si avvicina molto al contributo dato dall'antropologia all'interpretazione delle varie culture. Proprio il tipo di rapporto che l'antropologo instaura con la popolazione oggetto del suo studio, con la sua carica di sensibilità e di empatia, assomiglia al rapporto, spesso amichevole ed informale che si viene a formare tra infermiere e paziente, o comunità assistita, grazie alle numerose occasioni di incontro e di contatto nella relazione terapeutica.

L'antropologia per la sua conoscenza delle culture altre potrebbe aiutare l'infermiere nei suoi rapporti con i pazienti che presentano un bagaglio culturale completamente diverso dal nostro, provenienti da terre lontane e con usi e costumi che si discostano notevolmente da quelli a cui siamo abituati, per erogare un'assistenza che rispetti la persona per quello che è e che sia culturalmente connotata nel soddisfacimento dei bisogni fondamentali dell'individuo.

§ CAPITOLO 1
ASPETTI ETNO-RELIGIOSI NELLA CURA:
DIFFERENZE E SPECIFICITÀ RELIGIOSE NELLE STRUTTURE SANITARIE OSPEDALIERE

Considerata la rilevanza delle religioni nelle società e l'impatto del crescente pluralismo religioso, su istituzioni e spazi sociali, l'ospedale ed in generale il presidio sanitario, potrebbe diventare un esempio significativo di negoziazione sociale e culturale nel quale costruire modelli di gestione della differenza religiosa e del dialogo interculturale. Forme culturali differenti fanno emergere problemi e gap assistenziali sempre più rilevanti, ciò che si avverte è spesso una inadeguatezza delle strutture nel far fronte a esigenze e richieste di soggetti culturalmente e religiosamente diversificati. Nell'ambito delle cure, ma anche della vita e della morte, il pensiero, il modo di vedere ed approcciarsi ha una notevole diversità in altre etnie e popoli rispetto all'Occidente. Tali disuguaglianze, relative alla salute, possono essere colmate attraverso la creazione di sistemi di cura in grado di riconoscere ed accogliere le diversità culturali e di abbattere quelle barriere che possono precludere l'erogazione di prestazioni appropriate. Pensiamo a quanto possa essere importante una conoscenza etnico religiosa in tale ambito, a come tali basilari conoscenze possano migliorare l'approccio all'assistenza sanitaria, ma anche all'uso coerente delle cure, alla semplificazione dello scambio di notizie ma soprattutto alla possibilità di comprendere appieno le necessità di una persona semplificando così nello stesso tempo l'approccio e l'attuazione della cura stessa. La spiritualità è ancora una dimensione fuori dal campo sensoriale dei saperi professionali; integrata alla pratica professionale può potenziare la capacità d'aiuto, può facilitare i percorsi di cura, attivare la persona, alimentare la speranza contrastando i rischi della rinuncia, della depressione, l'incapacità a reagire in situazioni difficili e di grande sofferenza. Per dimensione spirituale non si intende solo l'aspetto religioso o confessionale (vale a dire determinato dall'adesione a una particolare confessione religiosa), ma bensì i più ampi ambiti di valori e convinzioni profonde che compongono la complessità della spiritualità umana. Qui di seguito vorrei disaminare le diverse tematiche legate strettamente alla religione inserita nel contesto dell'assistenza sanitaria, per mettere in luce quali possono essere le problematiche che un infermiere di corsia potrebbe affrontare in seguito all'incontro con un paziente straniero.

§1.1 - LE PRESCIZIONI ALIMENTARI RELIGIOSE

Le società globalizzate si confrontano sempre più spesso con temi e questioni sconosciute tra le quali l'alimentazione, che costituisce uno degli elementi di emersione dell'alterità. Nella migrazione avviene spesso un aggiustamento pragmatico delle abitudini alimentari le quali anche se fondate su regole religiosamente orientate, trovano un adattamento sulla base della disponibilità di risorse alimentari del Paese ospitante. In un simile contesto le istituzioni ed i sistemi sanitari sono chiamati a rapportarsi con tale alterità, con l'obiettivo di promuovere, in primis, l'inclusione sociale. In tutte le religioni il cibo non è solo un elemento naturale e materiale ma è considerato un dono di Dio o degli Dei, e l'atto di alimentarsi diventa per questo motivo un atto sacro, anche di ringraziamento all'Entità superiore che l'ha donato all'uomo per assicurarne la sopravvivenza. Come atto sacro l'assunzione di cibo deve anche rispondere all'esigenza spirituale di moderazione e virtù propria di ciascuna religione. I divieti alimentari e le regole per consumare certi prodotti o uccidere gli animali nascono da questa prospettiva di purificazione e redenzione, strettamente legati al concetto di tabù, utile sia per creare nei credenti una forte identità di gruppo sia per evitare di contaminarsi con i non-credenti, i non-eletti. Quanto segue costituisce una ricerca ed esamina delle pratiche alimentari religiosamente determinate, con alcune osservazioni relative al modo in cui tali pratiche sono importate all'interno dell'istituto sanitario, quando quest'ultimo non riesce a rispondere al bisogno.

§1.2- L'EBRAISMO

Nella religione ebraica, in due libri della Torah, quali il Levitico e il Deuteronomio, sono presenti i criteri che regolamentano l'alimentazione ebraica, raccolti nella kasherut; il termine deriva dalla radice ebraica **Kaf-Shin-Reish**, ovvero *corretto, permesso*: il più conosciuto termine **kosher** designa dunque quegli alimenti che incontrano gli standard definiti dalla Torah. Nonostante la **kasherut** preveda descrizioni dettagliate di ogni alimento e delle sue regole, tre principi fondamentali stanno alla base dell'intero sistema normativo:

* esistono cibi permessi e proibiti;
* alcuni animali, o parti di questi, non devono essere assolutamente mangiati: questa restrizione prevede la carne, in particolar modo quella di maiale, gli organi, le uova ed il latte di tutti gli animali proibiti;
* gli animali permessi devono essere macellati secondo le norme di macellazione rituale definite dalla **shechità.**

Secondo l'ebraismo queste norme che limitano la libertà dell'uomo nella scelta fra animali puri (kashèr) e impuri (tarèf) sono importanti perché ricordano che il Signore è il padrone dell'universo e che bisogna avere pietà anche verso gli animali. Vengono considerati animali puri i quadrupedi ruminanti, con l'unghia spaccata (bovini, ovini, caprini) e sono kashèr anche molti gallinacei, oche, anatre. Sono proibiti i volatili rapaci e notturni. Un'altra norma importante è quella di non cibarsi del sangue degli animali, in quanto esso è il simbolo della vita. Ecco perché l'animale viene ucciso con il sistema **shechità,** atto non solo a non farlo soffrire, ma anche a eliminare più sangue possibile. Vietato è anche cibarsi di carne e latte (o latticini) insieme con riferimento alla norma secondo cui *"non farai cuocere il capretto nel latte di sua madre" (Ex. 23:19; Ex. 34:26; Deut 14:21).* Dopo la carne devono passare almeno sei ore prima di mangiare dei latticini; dopo i latticini prima di mangiare la carne bisogna lavarsi bene la bocca. Questa fondamentale separazione si applica al momento del consumo tanto quanto a quello della distribuzione e della preparazione: gli utensili, le pentole, le padelle, i piatti, le posate, i lavelli o le lavastoviglie non possono ospitare contemporaneamente i due alimenti.

§-1.3- L'ISLAM

Nel mondo islamico esistono Centri di Certificazione di Qualità **Halāl,** che hanno il compito di garantire l'osservanza delle norme alimentari. **Halāl** è una parola araba che significa **"lecito"** e in Occidente si riferisce principalmente al cibo preparato in modo accettabile per la legge islamica. Questa parola include tutto ciò che è permesso secondo l'Islam, la condotta e le norme in materia di alimentazione, in contrasto a ciò che è **Harām**, "**proibito**". C'è un'ulteriore distinzione degli alimenti i quali vengono definiti **Mushbûb** (*dubbi, sospetti*) e il loro consumo è quindi affidato alla coscienza del musulmano, e alimenti **Makrûh** (*abominevoli*). Secondo coloro che aderiscono a questa visione, perché il cibo possa essere considerato ḥalāl non deve essere una sostanza proibita e la carne deve essere stata macellata secondo le linee guida tradizionali indicate nella **Sunna,** ossia:

1.   il macellatore deve essere musulmano;
2.   l'animale deve essere adagiato sul suo fianco sinistro, con la testa volta alla **Ka'ba;**
3.   il taglio della gola deve essere eseguito:

·   con una lama affilatissima, senza assolutamente intaccare la spina dorsale, recidendo con un unico, veloce colpo le vene carotidi, le arterie giugulari, la trachea e l'esofago;

·   il taglio va fatto alla base del collo se il collo è lungo (cammello, giraffa, struzzo, oca), o nella parte più alta del collo se è corto (bovini, ovini, caprini);

·   va fatto con la mano destra, mentre la sinistra tiene ferma la testa dell'animale;

·   il taglio NON va preceduto da stordimento dell'animale.

4.   l'animale deve essere trattato con rispetto e posto in un luogo in cui non vi siano tracce di sangue o di bestie macellate, onde evitare che l'odore del sangue terrorizzi l'animale. Esso va accarezzato, tranquillizzato;
5.   le gambe dell'animale vanno legate, tranne la destra posteriore, affinché l'animale possa muoverla e scalciare, sentendosi così più tranquillo.

Se uno di questi precetti non è osservato, la carne dell'animale non è lecita.
E' inoltre proibito l'uso di bevande fermentate e in generale l'uso di sostanze che possano creare dipendenza e perdita della lucidità; non ci sono limitazioni al consumo di legumi o cereali e non esistono proibizioni riguardo l'abbinamento dei cibi. Infine i musulmani osservano il digiuno completo nel mese del **Ramadan**, da due ore prima dell'alba a due ore dopo il tramonto. Dal digiuno sono esentati i minorenni, i vecchi, i malati cronici, le donne che allattano o in gravidanza. Le donne durante il ciclo mestruale e chi è in viaggio sono solo temporaneamente esentati, e possono praticare il digiuno in un secondo momento.

§-1.4- INDUISMO E BUDDISMO

Le tradizioni religiose che si riconoscono genericamente nell'induismo condividono tratti specifici rispetto al cibo e all'alimentazione; il cibo è considerato d'importanza vitale, parte del Supremo, del **Brahman** (e non suo mero simbolo): il cibo nutre il fisico, la mente e gli aspetti emotivi della persona. È considerato un dono divino, da trattare con rispetto. L'importanza del cibo e del suo significato sacrale è variamente rappresentata nei rituali induisti, dove gli alimenti sono spesso associati al compimento dei cerimoniali. Il primo pasto solido di un bambino è celebrato come **Samskara** nel rito dell'**Annaprasana**. I riti funebri comprendono l'offerta di cibo all'anima del defunto in vista del suo viaggio verso il mondo ancestrale. È conoscenza diffusa la proibizione del consumo di carne bovina: la mucca è considerata sacra dall'induismo in quanto Madre. Similmente a quanto riporta il canone **Pali**, anche secondo la concezione di **Karma**, la violenza o la sofferenza inflitte ad un essere vivente hanno conseguenze su colui che commette l'atto; per evitare violenza e sofferenza il vegetarianesimo è ampiamente consigliato e sostenuto, sebbene non imposto. Numerosi fedeli di religioni induiste sono perciò vegetariani ed in generale tendono ad evitare il consumo di latte, carne e uova. Spesso i degenti preferiscono consumare solo cibi che siano stati preparati da parenti e amici e ad evitare così quanto preparato dal catering ospedaliero – sebbene si tratti di casi rari e di fedeli particolarmente ortodossi. Anche molti fedeli di religione buddhista (*theravada, zen, soka gakkai*) si dichiarano vegetariani, sebbene, anche in questo caso il vegetarianesimo si costituisca sempre quale scelta individuale. Nella tradizione buddhista anche per quanto concerne il cibo, si condanna la ricerca del piacere fine a se stesso, privo di considerazioni sulle conseguenze. Se la carne è consumata per il suo gusto ed il piacere che ne si ottiene, pur sapendo che questa non è necessaria per la sopravvivenza si compie un atto ingiusto. Dunque il consumo di carni non è direttamente proibito, l'astensione dalla carne è considerata sempre come un valore finalizzato a salvare la vita a un essere senziente. A fronte di ciò, la presenza di pasti vegetariani all'interno di pubbliche istituzioni tra i quali gli istituti sanitari si configura quale scelta rispettosa del pluralismo religioso esistente.

§-1.5- IL CRISTIANESIMO ORTODOSSO

La chiesa ortodossa ha da sempre dimostrato e mostra un attitudine verso il digiuno, da non intendersi come astensione totale dal cibo, bensì come una serie di restrizioni che comportano l'astensione, ogni mercoledì e venerdì, da carne, latticini (burro, formaggio, ecc.), uova, pesce, olio e vino. Sono considerati invece cibi permessi senza restrizioni (in greco νηστίσιμα) i farinacei, legumi, frutta e cereali. Il digiuno non è un insieme di prescrizioni per la dieta e non viene effettuato per ottemperare esigenze legalistiche, ma accompagnato dalla preghiera è un aiuto spirituale che disciplina il corpo e l'anima e permette all'uomo di portarsi più vicino a Dio, specialmente durante i periodi di preparazione delle grandi feste della Chiesa. Non a caso nella tradizione ortodossa i digiuni sono previsti per i giorni di vigilia di alcune festività (come la trasfigurazione, la Decollazione di S. Giovanni Battista, ecc.). Le rigide e articolate regole di condotta alimentare e il ruolo che esse assumono nella scansione del percorso religioso del credente sono uno degli elementi che distingue il cristianesimo ortodosso da quello cattolico.

CAPITOLO 2
LA MALATTIA, LA SOFFERENZA E IL CORPO: COME LE RELIGIONI DEL MONDO AFFRONTANO IL TEMA.

La malattia, la sofferenza e il dolore sono sempre stati fonte di interrogativi per l'uomo, oltre ad essere un duro banco di prova di fronte alla drammaticità degli eventi che il più delle volte la vita stessa porta con sé, mettendo in piena discussione quei principi fondamentali su cui ognuno di noi ha basato la sua stessa esistenza e la fede risulta essere uno di questi, se non il più importante.

Tutte le religioni attraversano il tema della malattia ed elaborano valori, immagini, rituali di guarigione che costituiscono un patrimonio condiviso delle società e una risorsa individuale di fronte al dolore. Ogni religione infatti, affronta questi temi in maniera differente e cerca di dare delle proprie risposte a tutte quelle domande ed interrogativi che tendono, inevitabilmente, ad affollare la mente di ciascuno, non rassegnandosi, ma anzi, continuando a cercare incessantemente nuove ragioni e nuove motivazioni per continuare a vivere e sperare, sopportando questi pesanti fardelli che, il più delle volte, tendono a farci oscillare o cadere a causa del loro gravoso peso. La malattia assume diverse sfumature a seconda delle tradizioni che ogni individuo porta con sé e da cui è impossibile separarsi perché fanno parte della persona e ne costituiscono l'essenza. Ad esempio figure come quelle di sciamani e sacerdoti, guaritori e medici sono nelle culture più diverse le figure chiave che sovrintendono al benessere della persona. In virtù del fatto che ognuno potrebbe avere ed ha un diverso modo di affrontare, e quindi curare un male, andando ad indagare sui precetti religiosi applicati e sui rituali adottati nell'assistenza dalle diverse civiltà, non risulterebbero più così distanti.

§-2.1 -RITI DI POSSESSIONE E PURIFICAZIONE PRESSO ALCUNI POPOLI DELL'AFRICA (Sandrino Luigi Marra)

Nyemeto è una guaritrice tradizionale della tribù dei Daasanach, che vivono nella zona sotto il delta dell'Omo, sulle sponde del lago Turkana lì dove il fiume lascia l'Etiopia ed entra in Kenya. Nyemeto si reca spesso sulle sponde del lago con i suoi pazienti; ella ha fama di guaritrice di casi disperati, quando tutti gli altri rimedi falliscono, le medicine del locale ambulatorio, il Dio "dell'uomo bianco in chiesa", i gruppi di aiuto. La gente porta a lei malattie e paure, ella si definisce l'ultima spiaggia. Il suo aiuto si esplica in una ritualità antica quanto gli stessi Daasanach, antica forse quanto l'uomo stesso. L'ombra degli spiriti maligni è sempre presente, è una condizione, quando questi sono presenti, che i Daasanach definiscono con il termine di gaatch. Ma il potere taumaturgico della guaritrice è legata al lago; è con esso e attraverso esso che i suoi rituali si esplicano e la sua fiducia in questo elemento naturale antichissimo, non appare inusitata. In questi luoghi fede e speranza coincidono con l'acqua ed il Turkana ne offre in abbondanza. Esiste da quattro milioni di anni ed è il lago desertico più grande del mondo, si è espanso e contratto in un solco vulcanico ai bordi della Rift Valley, qui gli ominidi e primi umani vi vivono da sempre, in una economia di caccia e raccolta, e Nyemeto, forse nel suo inconscio sa che la sua arte è vecchia quanto il lago e gli uomini. I rituali di guarigione avvengono il mattino, la guaritrice osserva il lago la sua superficie, osserva se la tendenza spirituale della giornata è giusta, osserva se sono presenti coccodrilli, ippopotami, vacche o cammelli, affinché la cerimonia avvenga senza interruzioni cosa che sarebbe di pessimo auspicio. Ma in particolare osserva se vi siano coccodrilli poiché non è l'animale in se a creare problemi, ma il fatto che questi sono ritenuti un'incarnazione del male. La guaritrice fa entrare in acqua il paziente lo fa sedere e gli dice di lavarsi, nel frattempo Nyemeto affonda le mani nel limo cremoso e ne spalma sulla schiena del paziente, "Badab" ripete per scacciare la morte con gli atti e le parole. Continua a cospargere il corpo del paziente con altro fango, che poi sciacqua via; "non ci guarderemo indietro, ci siamo lasciati gli spiriti alle spalle" e ritornano insieme verso la riva.

In riferimento al racconto qui sopra riportato parliamo della cultura africana ricca di misticismi e ancora legata a tradizioni che risalgono alla notte dei tempi e nella fattispecie dei rituali eseguiti da questi personaggi, quali i "guaritori", che rivestono un ruolo fondamentale all'interno della comunità. Un primo spunto ci arriva dal popolo dei Bassa del Camerun, i quali eseguono il rituale Kong, dove con il termine Kong si indica la malattia alla cui cura è rivolto l'intervento terapeutico. Questo rituale prevede che il paziente venga ricoperto di terra e quasi seppellito, come in una morte simbolica, mentre intorno a lui vengano realizzati numerosi atti rituali; il guaritore scende successivamente in questa sorta di tomba per riportarlo poi alla vita, in seno alla sua famiglia. Un altro esempio è quello che ci giunge dal popolo dei Lebu e dei Wolof, in Senegal, i quali praticano il rito Ndoep, definito come rito di "possessione". Prima ancora di parlare di questa pratica bisogna fare una piccola digressione sul diverso significato che viene attribuito al termine. Il significato del termine possessione è connesso all'idea che la malattia, fisica, ma soprattutto mentale, sia causata dall'intrusione nel corpo dell'individuo di uno spirito, danneggiando, o obbligando ad agire il malcapitato secondo il proprio volere. Questa concezione è propria di tutti i popoli e di tutti i tempi ed è intimamente connessa al substrato culturale delle singole comunità umane. Si assiste quindi alla presenza simultanea, in larghi strati della popolazione, di spiegazioni ed interpretazioni della malattia che si rifanno sia alla scienza medica ufficiale, sia alla "medicina alternativa", popolare, tradizionale, spesso famigliare e, per questo, rassicurante, che, nelle sue molteplici manifestazioni, attinge a piene mani dai piani del magico, del soprannaturale e da forme di pensiero estranee all'Occidente . Nonostante i progressi enormi compiuti dalla scienza, e un apparente distacco dell'uomo moderno occidentale da modalità di pensiero tipicamente arcaiche, la maggioranza della popolazione mondiale vive sospesa tra due mondi: da una parte, accetta tutti i ritrovati della scienza e della tecnica; dall'altra parte, crede nella iettatura, negli oroscopi, negli esorcismi, nei miracoli, ecc. È in un contesto di questo tipo che si inserisce la possessione demoniaca, che si sviluppa e risolve all'interno del rito esorcistico, tipicamente magico nella sua origine arcaica. In Africa invece non esiste una possessione malefica, ma si crede nell' esistenza di spiriti degli antenati (rab) con una personalità più o meno violenta. In questo tipo di possessione gli dei hanno sostituito i demoni, per questo si pratica l'adorcismo, rispetto al nostro più diffuso esorcismo, che consiste nell'addomesticamento della possessione a favore della comunità . Pertanto la causa del male è cercata all'esterno del soggetto. La concezione del disturbo psichico è sociale, è "l'effetto di un desiderio altrui", causato, per l'appunto, da questi spiriti ancestrali. Nella cultura africana ciò che spaventa non è perciò il male ma chi lo ha provocato. La ricerca sul culto Ndoep, sull'azione terapeutica realizzata nel corso di un complesso cerimoniale che dura fino a sette giorni, mostra la funzione della danza e della musica che scandiscono il rituale, il loro ruolo decisivo nella cura e nel cambiamento in uno sforzo di fusione e reintegrazione diretto a cancellare le solitudini individuali, spingendole a confondersi in un corpo comune e comunitario. Si sottolinea quindi la presenza dell'elemento religioso in queste vere e proprie liturgie della cura (ierofania e iatrofania qui sono una sola cosa), ma anche il protagonismo del corpo oggetto di massaggi e fumigazioni, di lavaggi e di carezze, spruzzato con acqua medicata o latte cagliato, un sofisticato universo di psicoterapie non verbali, regolate in ogni passaggio da una sintassi coerentemente articolata con i modelli eziologici e le rappresentazioni della persona. Spruzzare acqua sulle orecchie, le ascelle o la fontanella serve a purificare gli orifizi di un corpo in permanente scambio con il mondo esterno; massaggiare secondo una precisa direzione aiuta a espellere lo spirito ecc. In ciò nulla sembra lasciato al caso, tutto è radicato all'interno di un diverso immaginario e sostenuto da una sua fisiopatologia;

ad esempio se le paralisi degli arti sono incrociate, coinvolgendo la parte superiore sinistra e quella inferiore destra, o viceversa, allora la malattia è causata da un rab (che, come abbiamo già detto, è uno spirito ancestrale, animale immaginato alla stregua di un compagno invisibile), e si può ricorrere allora al Ndoep per negoziare un'alleanza con l'agente riconosciuto responsabile dell'affezione. Se invece la paralisi è omolaterale, questa è inviata da Dio e si tratta di un'affezione da curare all'ospedale dei bianchi. In queste società le cause delle malattie sono concepite come indipendenti dalle responsabilità dell'individuo, sebbene connesse alla sua storia sociale (all'invidia di vicini o familiari, agli attacchi di antenati offesi o spiriti malevoli, agli effetti di trasgressioni che possono essere state compiute da altri membri della famiglia), ed il malato non prova sentimenti di colpa per quanto gli accade. La cura ed i rituali devono lasciare sullo sfondo il paziente per concentrarsi piuttosto sulle forze ostili che lo hanno aggredito dall'esterno. Non si tratta, però, di una distrazione, né di una indifferenza alla dimensione psicologica del conflitto o della malattia. La cura tradizionale non dimentica la soggettività del paziente, sofferenza e salute sono piuttosto pensate in relazione a un particolare universo simbolico, a un immaginario sociale che fonda una differente forma di soggettività. Nel Togo, nel Benin, nella stessa Nigeria, i sacerdoti Vodù sono tornati ad essere fulcri dei loro villaggi. La possessione rituale che tanto impressiona i non addetti, è in realtà il ricorso alla religione, è il porre agli spiriti ed agli antenati, che nel mondo Yoruba sono quasi la stessa cosa, la richiesta di comprendere il problema per trovare una soluzione. La risposta guida il fedele ad interagire con la medicina tradizionale e quindi con il sacerdote Vodù, oppure con la moderna medicina affidandosi al sistema sanitario nazionale, il quale per quanto in difficoltà, ed in gran parte a pagamento, esiste ed è sufficientemente funzionale. La religione è tornata alla base della società Yoruba, tanto che in Togo i sacerdoti sono riconosciuti in una associazione a servizio della popolazione, e gli stessi interloquiscono con la medicina di base. Contemporaneamente il sacerdote consiglia e tenta anche delle iniziali cure con la medicina tradizionale per quei casi indicati semplici, poi per patologie più importanti sarà il rito di possessione a dare una risposta. Ed anche se la risposta può portare ad un aggravamento della situazione, il sacerdote non è ritenuto responsabile egli è in fondo null'altro che l'interprete del volere superiore della divinità. Eppure questo modo di fare medicina, di curare, allorché vietata e osteggiata in passato dalle autorità coloniali, ha portato ad un risultato diverso, a quello scollamento sociale e culturale prima descritto con danni ancor più gravi di quello dell'errore "terapeutico" di un sacerdote. Se si fossero prima comprese tali problematiche si sarebbe risparmiato tempo ed energie, questa è la risposta ad una domanda in merito del ministro della salute del Perù dove tra i Quechua delle zone andine si è tornati ad applicare un sistema di mutua assistenza tra i Curanderos (sacerdoti guaritori) e la medicina di base. Il Curanderos è tra i Quechua una figura di primaria importanza e rispetto, è lo specchio antico della società l'espressione di migliaia di anni di evoluzione umana, è la voce e la mano degli spiriti ancestrali quelle stesse divinità che hanno formato e creato la terra, il cielo l'oltretomba, la natura. Sono persone scelte dalla divinità, e riconoscibili tra i Quechua a vista per delle peculiarità misteriose. Un Quechua riconoscerà un Curanderos da un ciarlatano qualunque solo a vederlo, nel suo io è scritto chi egli è. Di solito gli indios non sono in grado di dire con esattezza ciò che gli permette di riconoscere con precisione un Curanderos, ma di certo quando questi giunge in un villaggio è immediatamente riconosciuto. La sua arte, il suo conoscere è frutto di una vita passata ad istruirsi con un maestro, attraverso una simbiosi religiosa e naturale, tra conoscenze di un modo sovrannaturale e i misteri e l'efficacia di erbe, piante e minerali. Religione e medicina tradizionale che viaggiano all'unisono, e dei quali ogni Quechua non può, e non vuole fare a meno, in ogni luogo della terra ove essi vivono o emigrano. Kosè un Curanderos che vive da decenni a Roma, si occupa dei bisogni spirituali e di cura della salute della comunità Peruviana di origine Quechua, egli racconta che oggi per lui è più semplice procurarsi erbe e piante, poiché la miriade di negozi etnici della città riescono a soddisfare in parte il bisogno di materia prima, quando non trova qualcosa conta su familiari e sul suo maestro rimasto a vivere sulle Ande peruviane il quale gli spedisce tramite posta aerea il necessario, sperando sempre che non incorra nel sequestro del materiale. E così continua ad assistere la propria comunità con quella ritualità antica quanto gli Incas di cui i Quechua erano parte, in un misto di religione e medicina tradizionale, in un mondo che snobba in fondo tali prassi. Ma dice anche che l'occidente, l'Italia dove vive e lavora gli hanno portato anche una coscienza nuova della malattia, gli ha fornito delle conoscenze che ne hanno migliorato l'approccio in relazione alle patologia, così oggi egli comprende meglio dove è la demarcazione tra la sua medicina e quella moderna, tra religione e occidente.

§-2.2- SOFFERENZA E MALATTIA NELLE RELIGIONI MONOTEISTE.

I monoteismi a cui ci riferiamo nel tratteggiare questo tema sono quelli che si riconoscono come discendenti di Abramo, ovvero Ebraismo, Cristianesimo ed Islam. E' interessante come le tre principali religioni monoteiste cerchino di dare una propria interpretazione al tema della sofferenza e del dolore, ponendo, se necessario, in discussione anche Dio stesso, poiché dinanzi alla malattia l'uomo si trova ad interrogare sia la propria fede che il proprio Dio, arrivando a mettere in dubbio ogni singola cosa. L'uomo si mette alla prova e allo stesso tempo mette alla prova anche Dio, perché accettare la sofferenza risulta sempre essere difficile, se non, a volte impossibile ed intollerabile per sé e per chi ci sta vicino.

Ebraismo

Secondo la concezione ebraica la volontà divina sulla terra si realizza e si esprime secondo un programma preciso che è stato consegnato all'uomo. Questo programma ha un nome, è la **Toràh**. La vita ebraica è scandita da norme minuziose per ogni situazione, sia nel tempo della gioia che in quello del dolore. Nelle regole, non si cerca tanto quale è la motivazione, quanto piuttosto quali siano le conseguenze determinate dalla loro osservanza o non osservanza e quale funzione possano svolgere nella vita dell'uomo. La vita e il dolore sono concepiti come passi di un cammino di svelamento della sofferenza che può essere intesa come purificazione, punizione, espiazione, conseguenza delle colpe dei padri, ma anche come possibilità della misericordia di Dio in virtù dell'alleanza dell'uomo con Lui. In questa linea di pensiero la malattia può divenire occasione di consapevolezza, di perdono dato e ricevuto, di guarigione dell'anima (espressione della grazia di Dio) attraverso le sofferenze di cui l'uomo si fa carico. La vita, la salute e la guarigione derivano da Dio, ma l'idea che solamente Dio può guarire, in modo miracoloso, in base a meriti individuali, non è accettabile per l'ebraismo: nessuno deve presumere di avere tanti meriti che gli garantiscano con sicurezza un intervento divino e quindi non deve confidare nella salvezza miracolosa che proviene da Dio, se non ricorre contemporaneamente a tutti gli aiuti possibili, come quelli della medicina che l'uomo è stato in grado di trovare grazie all'intelligenza fornitagli da Dio. Il medico non può sostituirsi a Dio, ma opera sfruttando la natura per attuare i suoi scopi: tutto ciò avviene nell'ambito di un ordine creato da Dio. La persona ammalata ha quindi l'obbligo di rivolgersi al medico e curarsi. La tutela della salute personale e del prossimo è un dovere più che un diritto e così l'esercizio della medicina. Nel caso in cui si pongano problemi particolari per l'osservanza delle regole tradizionali (ad esempio riguardo allo **Shabbath,** sabato e alla **Kasheruth,** norma alimentare) il malato o chi per lui, deve informarsi presso l'autorità rabbinica per sapere come comportarsi.

Visitare i malati è una **Mitzwàh** (precetto), un obbligo religioso; nel **Talmud** si dice che anche il Signore visita i malati. La visita è quindi considerata come un'imitazione degli attributi divini che servono da modello al comportamento umano, un dovere che tutti, senza distinzione d'età o di importanza sociale devono compiere. Secondo la tradizione chi visita i malati non solo deve occuparsi dei suoi bisogni materiali e dei suoi affari terreni (lasciti di beni, sistemazione dei debiti, offerte in beneficienza), ma deve anche pregare per lui perché egli possa sentirsi ancora utile, attivo e inserito nella società; dovrebbe anche fare in modo di tenergli alto il morale, cercando di confortarlo. Per questo durante la visita non si dovrebbe assolutamente mostrare tristezza: questo atteggiamento infatti potrebbe essere controproducente. Il visitatore non solo ha una ricompensa sia in questo mondo che nel mondo futuro ma, secondo i Maestri, ha anche la capacità di allungare la vita del malato apportandogli sollievo psicologico e aiuto materiale, servizi che da solo non potrebbe attuare. Anche di Shabbath si possono effettuare visite e se la malattia è particolarmente grave, ciascuno ha il dovere di visitare subito il malato.

Cristianesimo.

Similarmente all'Ebraismo, il Cristianesimo concepisce la sofferenza e la malattia come una *"prova di fede"*, nell'intento di dare alla sofferenza stessa un significato nell'economia dell'esistenza. La tradizione biblico-cristiana ha elaborato diversi schemi interpretativi del dolore e della sofferenza. Una di queste afferma che la sofferenza è una diretta conseguenza dei peccati commessi dall'individuo. Il Dio, giudice e giusto, punisce autorevolmente coloro i quali hanno commesso colpa. La sofferenza appare, da questo punto di vista, come *"un male giustificato"* con il fine ultimo di far pentire il peccatore e riportarlo sulla retta via. Un' altra concezione prevede che la sofferenza debba purificare l'uomo dal suo limite per far splendere tutto il suo valore. La sofferenza è opportunità di purificazione ed è luogo di maturazione della persona. La volontà di Dio viene chiamata in causa per dare un senso ad un evento terribilmente doloroso, incomprensibile ed inaccettabile per l'umanità, tuttavia i colpiti dalla sciagura non vengono considerati puniti, bensì premiati con il paradiso.

Il cristiano vive la propria sofferenza nell'ottica del *Mistero Pasquale del Redentore.* Questo, però, non significa accettazione passiva della malattia o del dolore, ma tutt'altro. Duplice è l'atteggiamento del cristiano verso la malattia: da una parte il fedele si sente in diritto e dovere di attingere alle risorse medico-infermieristiche per curare la malattia, dominare il dolore e salvare la vita. Ad imitazione di Cristo che passava di villaggio in villaggio, sanando ogni infermità (**Cfr. Mc 4, 23**), gli operatori sanitari professionali e pastorali continuano nel tempo e nella storia, quella missione di cura e di tenerezza verso l'umanità sofferente, iniziata dal Salvatore nella sua vita terrena. Pertanto curare la malattia è diritto di ogni malato ed è dovere della comunità civile. In altri casi, invece, poiché la malattia e la sofferenza vengono concepite come realtà inevitabili, collegate al limite della dimensione umana, il cristiano affronta il sentiero del dolore alla luce del messaggio evangelico: «*Chi vuol essere mio discepolo prenda la sua croce e mi segua*». (**Lc 9, 23.**). Con queste parole Gesù presenta la *"croce"* come il distintivo che accompagna il cristiano nel suo pellegrinaggio verso il Regno. Ogni sofferenza il cristiano la vive in Cristo, e si affida totalmente ai precetti evangelici trascurando le opinioni e le consulenze di carattere più tecnicistico, sperando magari in un *"miracolo"*.

Islam

Nell'Îslâm, in completa contrapposizione con la religione cristiana vi è una diversa concezione di ciò che rappresenta la malattia e il dolore che ne può derivare. Per sofferenza e per dolore abbiamo in arabo (lingua ricca di vocaboli e di significanze) un solo termine: **âlam**, e il Corano, base essenziale dell'Îslâm, quasi non ne parla. Per la cultura islamica il dolore è necessario nel senso che ci avverte di una malattia o di una disfunzione e grazie ad esso il medico può capire quale patologia ha causato il dolore e la può curare.

Fornisce la misura della nostra condizione umana, ed è utile per temprare lo spirito e per migliorare la visione della vita, soprattutto dal punto di vista etico-spirituale. In nessun caso il dolore serve per redimere la condizione umana e ancor meno per meritare il Paradiso. In effetti il Corano stesso afferma che il suo verbo non è stato dato all'umanità per la tribolazione, ma come misericordia per gli universi (21ª107). Qualsiasi cosa rappresenti per l'Îslâm il Paradiso, definito più volte nel Corano "*una parabola*" (2ª25/26 e 47ª15, 32ª17), esso viene meritato dalle azioni, dallo sforzo (**jihad**) compiuto sulle proprie passionalità, e non dalla supina acquiescenza ai riti di una religione e al dolore esistenziale. Riguardo la malattia **Âbû Hamid âlGhazalî (1058-1111)**, grande maestro sufi ed eminente filosofo islamico disse: «*La malattia è una delle forme di esperienza tramite le quali gli uomini giungono alla consapevolezza di Dio. Dio stesso, infatti, ci dice: "Tutte le malattie sono i Miei assistenti che Io dispenso ai Miei amici prescelti"*. L'evento malattia, con i concetti conseguenti di lesione, di dolore, e con la corrispondente paura di eventuale perdita della vita terrena, può essere uno squilibrio di per sé, ma non per quell'essere umano che realmente conosce se stesso, e che è giunto a conoscere se stesso attraverso la consapevolezza. Per queste ragioni il mondo islamico (per il quale non sussiste il peccato originale e pertanto neanche il concetto della sua "*espiazione*") non accoglie il dolore come veicolo di espiazione o di merito.

CAPITOLO 3
NASCITA E MALATTIA. RITUALI E CREDENZE NEI CONFRONTI DEL
BAMBINO MALATO.

§-3.1-DARE UN SENSO ALLA MALATTIA: IL CASO DEI BAMBINI-
ANTENATI IN AFRICA. (Sandrino Luigi Marra)

I gruppi umani possiedono un'infinita varietà di rappresentazioni culturali attraverso
cui concepiscono ed elaborano il tema della nascita. Tali raffigurazioni condizionano
i modi di essere e di agire nei confronti del bambino (Devereux, 1968). Negli usi e
nei costumi delle diverse etnie che popolano i cinque continenti è possibile
rintracciare le forme assunte dall'infanzia nell'immaginario collettivo di un
determinato gruppo sociale. Pensiamo ad esempio al bambino a come viene visto e
vissuto in altre culture, come questo sia un confine tra il mondo terreno ovvero la
realtà sociale e il mondo dell'invisibile e di come affrontando l'argomento attraverso
l'analisi comparativa dei sistemi di cura si possa al meglio comprendere certi usi e
costumi riuscendo così a impegnare in modo razionale le energie di una equipe
assistenziale. In molti contesti dell' Africa Nera, ad esempio, il neonato non
appartiene alla coppia genitoriale, ma è pregnante la rappresentazione del "bambino-
straniero", inteso come essere che proviene da "altrove", da una dimensione non
umana abitata dall'invisibile. Nelle società tradizionali, il mondo è popolato da una
moltitudine di esseri soprannaturali a cui appartengono le divinità delle etnie
politeiste, come tra gli yoruba del Benin e gli ewe del Togo, gli spiriti tutelari delle
famiglie, gli spiriti dei luoghi e gli antenati (Nathan, 1996).
Il neonato proviene da questo secondo universo parallelo a quello degli uomini e gli
antenati partecipano, in diversi modi, all'atto di procreazione. Il bimbo è provvisto
già di una specifica identità collegata agli antenati che i genitori devono imparare a
riconoscere e a umanizzare, servendosi di una serie di rituali da compiere
scrupolosamente affinché il nuovo-nato rimanga nel mondo degli umani. In queste
società i processi di aggregazione al mondo degli umani a cui i bambini vengono
sottoposti, persino ancor prima di nascere, si articolano in diverse fasi che prevedono
già, fin dal momento del concepimento, una partecipazione attiva della comunità. La
futura madre dovrà sottomettersi a numerosi divieti comportamentali e alimentari al
fine di garantire una buona gravidanza, un buon parto e la nascita di un bambino
conforme agli ideali di salute vigenti nel proprio sistema di credenze. La condizione
di precarietà che caratterizza tutto il periodo della gestazione è la conseguenza diretta
del rapporto privilegiato che la futura madre intrattiene con degli esseri
soprannaturali che, se da una parte la proteggono, dall'altra la espongono anche alle

influenze negative di spiriti malintenzionati che costantemente cercano di entrare in contatto con il mondo degli umani. La futura madre è quindi collocata in una posizione di margine rispetto alla società, ma il gruppo intero ricorrerà all'aiuto di specifici rituali di protezione per esorcizzare tali malefici. In molte regioni dell'Africa, l'utilizzo di amuleti e talismani assolve a questa funzione di protezione, resa ancora più efficace mediante l'incisione su questi oggetti di iscrizioni sacre e formule magiche dal potere evocativo. Anche nel periodo successivo alla nascita la mamma e il bambino continueranno a vivere in una condizione d'isolamento al termine del quale si assisterà all'ingresso del nuovo-nato in società. Le cerimonie di purificazione e di attribuzione del nome che accompagnano la nascita sociale, consentiranno al bambino di essere riconosciuto e identificato dai membri della sua comunità. L'attribuzione di un nome al bambino è un atto che richiede parecchi giorni e rappresenta la prima tappa fondamentale del processo di umanizzazione del nuovo nato, durante il quale la famiglia mostra di aver riconosciuto l'antenato che il bambino rappresenta. Il neonato proviene da un mondo complesso e misterioso in cui gli antenati sono spiriti potenti ed esigenti e il bebè è ancora tutto impregnato dalle influenze del mondo da cui proviene e si suppone che non abbia voglia di lasciarlo. Gli esseri umani quindi dovranno convincere il neonato a rimanere nel mondo degli umani piuttosto che a far ritorno in quello degli antenati. Il gruppo e la famiglia cercano di prevenire la minaccia della morte precoce di questi bambini ricorrendo fra l'altro a nomi che cercano di nascondere il sentimento di trepidazione e di angoscia e così facendo, allontanare il rischio della morte, si adotteranno allora nomi che segnalano indifferenza o disprezzo allo scopo di rendere questi bambini meno desiderabili da parte degli spiriti e segnalare che essi non hanno valore per la famiglia o il gruppo: aspetta Dio, nessuno lo vuole, deposito di rifiuti, non è ancora sicuro, non ha speranza e nomi simili. Riprendendo l'espressione da un lavoro condotto sui nomi fra i Mossi, l'autore definisce queste espressioni di disinteresse e di codificazione come segni antinomici della morte. La scelta del nome appropriato permette di comprendere la vera natura del bambino, mentre un errore nella fase di nominazione non consentirà di identificare correttamente l'antenato con conseguenze di grave disagio e di malattia del neonato. I sistemi di credenze diffusi nell'Africa a sud del Sahara collocano in questa categoria tutti i bambini portatori di handicap particolarmente gravi e irreversibili, affetti da patologie congenite, da turbe della comunicazione e dell'interazione sociale. La spiegazione che viene prodotta si fonda sulla credenza che il bambino si identifichi proprio con l'antenato in una sorta di reincarnazione. Il bambino allora sarà considerato come il frutto di una filiazione non umana. Le descrizioni più interessanti sono state proposte da Andras Zempléni e Jacquiline Rebain , nell'analisi di quella che hanno chiamato "sindrome del bambino nit ku bon", presso i Wolof ed i Lebou del Senegal. Un bambino nit ku bon viene riconosciuto immediatamente subito dopo la nascita dal momento che presenta specifiche caratteristiche e manifesta strani comportamenti considerati come atipici dal suo sistema culturale. "Nit ku bon" è sinonimo di cattiva persona. Il pianto è diverso da quello degli altri bambini, rifiuta le cure, il nutrimento materno e nonostante ciò ingrassa e dimagrisce bruscamente. Lo svezzamento, che avviene intorno all'età di diciotto mesi, è un momento cruciale nella concezione di queste popolazioni, poiché rappresenta la prima tappa del processo di affiliazione del nuovonato al mondo degli umani. Le anomalie che insorgono in questa particolare fase dello sviluppo sono indicativi e rappresentano i segni visibili dell'azione di esseri non umani. Così i tratti distintivi del nit ku bon divengono più facilmente riconoscibili:

•   fisicamente, il nit ku bon assume le sembianze di un bel bambino che viene immediatamente notato per la sua carnagione, molto più chiara rispetto a quella dei suoi pari. Il colore chiaro e il grande taglio degli occhi conferiscono una certa profondità allo sguardo che però è poco direttivo e sfuggente. Il nit ku bon non guarda mai le persone direttamente negli occhi, piuttosto si nasconde dai loro sguardi indiscreti. Nell'immaginario collettivo si configura come un essere che si presenta nelle vesti di un bambino dalla grande testa e dalla postura prevalentemente china. Le caratteristiche appena descritte hanno dato origine a diversi appellativi con i quali il nit ku bon viene chiamato, ad esempio "boroom bot", che letteralmente significa "bambino che attira su di sé lo sguardo degli altri", espressione sovrapponibile a quella di bambino "esposto";

•   il linguaggio è assente, oppure se presente è poco sviluppato. Questo bambino mostra molte difficoltà nello sviluppo di competenze comunicative e d'interazione sociale;

•   I repentini cambi d'umore accompagnati dalla perdita momentanea di coscienza, il carattere riservato e l'estrema sensibilità rappresentano i sintomi principali. Ad esempio, tutte quelle situazioni che prevedono uno scambio sociale, come l'arrivo di un ospite nella propria casa o il ritrovarsi insieme alla madre in un luogo affollato, sono vissute con grande angoscia dal bambino tanto da scatenare in lui un comportamento grossolanamente disorganizzato con crisi di pianto improvvise, rifiuto dell'altro, grida e irrigidimento della postura corporea. Tale stato di agitazione può protrarsi per giorni interi, causando in alcuni casi persino la morte in presenza anche di condizioni di salute precarie.

Il circolo continuo tra la vita e la morte diviene uno degli argomenti centrali proposto dalla letteratura in merito al caso dei nit ku bon. Andras Zempléni individua tre domini nei quali il bambino nit ku bon può essere compreso:
- il primo riguarda le anomalie fisiche, della comunicazione e del comportamento rintracciabili attraverso un'attenta osservazione del suo agire nell'ambito familiare;
- il secondo fa riferimento ai modelli di interpretazione culturale dei disturbi della condotta e della comunicazione che, presso i Wolof e i Lebou, ("l'individuo è agito piuttosto che agire") spiegano la comparsa del sintomo senza incorrere a problematiche e conflitti interpersonali. In tali sistemi culturali la causa della patologia non può essere riferita al singolo soggetto ma si inserisce all'interno di un universo più ampio che lo ingloba. Ne discende un flebile senso di colpa.

- inoltre la cultura ha fabbricato una serie di rappresentazioni come la stregoneria, la possessione, l'aggressione da parte di spiriti ed il malocchio attraverso le quali interroga ed interpreta i disordini psichici. Per comprendere in quale di questi tre ambiti la cultura inserisca il nit ku bon, è fondamentale prendere in considerazione le principali ipotesi riguardo la sua l'origine.

1) La prima ipotizza l'esistenza di un legame tra il nit ku bon e il rab (come detto precedentemente con questo termine viene indicato lo spirito ancestrale che può assumere varie forme umane ed animali. I rab sono desiderosi di vivere tra gli umani. Sono cosi definiti quelli che ancora cercano un luogo di abitazione ed una persona che li nutra con offerte di cibo e sacrifici . Una tra le domande più frequenti in assoluto è quella che affronta l'ambiguità dell'origine del nit ku bon, chiedendosi se sia posseduto dallo spirito di un rab o se addirittura sia egli stesso un rab;

2) la seconda ipotesi vede nel nit ku bon la reincarnazione di uno spirito antenato;

3) la terza lo definisce "Dom u yaradal" (bambino di yaradal). Il termine "yaradal" viene utilizzato per indicare quelle donne che hanno perso molti bambini durante il corso delle loro gravidanze. Quest'ultima definizione indica i casi di bambini che muoiono precocemente e ripetutamente in una stessa famiglia, in genere intorno all'età dello svezzamento (due anni, due anni e mezzo). Il fenomeno è interpretato come la morte ripetuta di uno stesso bambino che decide di ritornare fra i suoi compagni invisibili, per poi provvisoriamente e periodicamente tornare fra gli esseri umani con successive gravidanze.

La diagnosi è resa possibile dall'identificazione di segni particolari sul corpo del bambino appena nato; quando si ha il sospetto di trovarsi di fronte a un bambino che va e viene, allo scopo di riconoscerlo, se in futuro decidesse di tornare nuovamente per illudere o stancare la madre, si praticano sul cadavere del bambino delle amputazioni o delle ferite prima di seppellirlo. Questi segni sono interpretati infatti come le tracce inferte al piccolo cadavere e con i quali si possono riconoscere questi bambini ancora a metà tra il mondo terreno e quello divino. Altri segni sono la testa più grande del normale, uno sguardo diverso da quello degli altri. Si tratta anche in questo caso di bambini particolari, "vedono troppo"; la madre quindi non lava gli occhi del bambino al mattino perché altrimenti potrebbe decidere di morire, se piangono bisogna coccolarli immediatamente per impedire che muoiano (il bambino piange perché comunica con esseri invisibili) sanno tutto e se picchiati potrebbero soccombere. Questi bambini sono a uno stesso tempo l'antenato e il suo messaggio. il nit ku bon è considerato come la riapparizione e la materializzazione dello spirito di uno stesso bambino, morto in precedenza, che si dice "non faccia altro che ritornare al mondo dei vivi"; la quarta ed ultima ipotesi considera il nit ku bon come un essere già dotato fin dalla nascita di una conoscenza superiore che lo rende capace di poter decidere della propria morte. Si parla, in questi casi, del nit ku bon come di un "bambino suicida". Nella visione Senegalese il bambino nit ku bon, oltre a conoscere il proprio destino, possiede altri poteri: ha la capacità di prevedere il futuro, può fermare o far cominciare le piogge, è dunque temuto, sebbene il suo potere possa presentare anche caratteri positivi. Questo bambino è in definitiva uno straniero, circondato da un'aura di morte e di vulnerabilità, oggetto di cure particolari da parte del gruppo e dei familiari che tentano di trattenerlo alla vita di evitare cioè che muoia. Numerose osservazioni etnografiche, condotte presso le società yoruba del sud del Benin e della Nigeria, hanno rivelato l'esistenza di fenomeni analoghi a quelli descritti in Senegal. Anche in questa cultura, così come presso le popolazioni wolof e lebou, si ritrovano molteplici credenze legate alla stregoneria e alla nascita di bambini che appaiono come la reincarnazione di esseri non umani. Gli yoruba lo chiamano abiku, da abi "nascere", e ku "la morte", e va interpretato come morto-rinato. Gli abiku amano nascere e crescere prematuramente e, se non ci si affida a protezioni specifiche, spariscono improvvisamente ed in modo inspiegabile, manifestando la loro naturale inclinazione a ripartire verso "l'altro mondo", verso il regno dei morti. É evidente come la malattia, in questo sistema, si trasformi in oracolo, in un vettore, in un segno inviato da una divinità o dagli spiriti di antenati. Queste popolazioni iscrivono la malattia ed il disordine psichico all'interno di un sistema di ordine culturale. La patologia diviene la manifestazione di crisi irrisolte dell'esserci nel mondo delle persone, delle loro relazioni con l'ambiente umano e non umano, visibile e invisibile. Le figure del nit ku bon e dell'abiku sono delle rappresentazioni culturali di cui si servono questi popoli al fine di dare un senso alla malattia. La ricerca del senso della malattia è una questione abbandonata dalla medicina moderna, concentrata piuttosto sulle cause della malattia, contrariamente alla logica delle "terapie tradizionali" che sottopongono il soggetto ad un processo che gli consente di attribuire un senso al disturbo che lo ha colpito. Secondo queste culture la malattia, la morte o la sfortuna ripetuta, sono associabili ad un universo soprannaturale, ad una sorta di disfunzione esistente tra il mondo degli esseri umani e il mondo dell'invisibile. I "pensieri selvaggi" tipici delle culture poco influenzate dal pensiero scientifico ricorrono ad un "medesimo grande principio" quello dell'attribuzione di intenzionalità all'invisibile. La teoria degli abiku e la sindrome del bambino nit ku bon, in fondo, costituiscono dei generi specifici di bambini. Se in Occidente il silenzio del bambino verrà interpretato come la manifestazione del ritardo della comparsa del linguaggio, in Africa, la mancanza del linguaggio sarà invece legata alla volontà e al desiderio del bambino di voler mantenere una conversazione con esseri invisibili, costituendo la prova tangibile di una conoscenza del mondo quasi innata. E' evidente come ciascuna teoria (occidentale e africana) operi un ritaglio della realtà. Ciò significa che aspetti trattati dall'una non siano identici a quelli rivendicati dall'altra e che non è possibile nessuna sovrapposizione interpretativa. Jacqueline Rabain, in riferimento all'analisi di un caso di nit ku bon, un bambino di circa tre anni di nome Thilao, scrisse questo commento: "Chiedersi quali siano le funzioni sociali e psicologiche della credenza del nit ku bon equivale a ragionare come se questa credenza possedesse realmente un'unità concettuale, come se logicamente essa fosse un termine di cui bisogna cercare la o le funzioni. L'unità di questa credenza è immaginaria. Pensarla in termini unitari significherebbe lasciarsi ingannare e ragionare intorno a essa come se possedesse una unità logica e potesse essere trattata come un termine univoco. Il ruolo dell'analisi è di dissolvere l'unità della credenza, di risolverla nei suoi elementi formali, dunque in una molteplicità di valenze, di rapporti associativi, che i soggetti potranno utilizzare diversamente secondo le circostanze. [...] In breve, ciò che ci si può attendere da un'analisi strutturale non è la proposta di nuove sintesi teoriche interdisciplinari, ma, al contrario, che essa spogli gli oggetti apparenti del sapere psicologico o sociologico per lasciar apparire l'orizzonte comune a tutte le ricerche antropologiche, e cioè l'analisi delle congiunture . Le sue considerazioni, scritte oltre quaranta anni fa, hanno considerevole importanza per la pratica clinica con famiglie e minori stranieri, non si tratterà in questo caso di applicare rigidamente il modello o le rappresentazioni culturali del gruppo d'origine nell'interpretazione di un disturbo o di un sogno, presupponendoli coerenti espressioni dell'immaginario, condivise dalla totalità della famiglia e sole riserve di senso per spiegare il comportamento del bambino tanto meno bisogna immaginare una legge culturale comune e invisibile alla base dei sintomi osservati, da portare alla luce grazie a un approccio interdisciplinare.

Bisognerà tentare piuttosto di far emergere al di là dell'apparente unitarietà di tali riferimenti il gioco complesso delle congiunture, delle contingenze e delle vicende al cui interno esperienze e problemi vengono narrati e assumono la loro configurazione e il loro significato particolari. Sono questi i materiali che tanto l'analisi strutturale quanto una clinica interculturale appropriata devono saper portare alla luce. Nel loro insieme questi lavori documentano come la nascita di un bambino costituisca un processo incerto, nel corso del quale l'obiettivo del gruppo è giungere al riconoscimento di un essere percepito essenzialmente come uno straniero. Si tratta di un processo scandito da tabelle, vincoli, patti. La nascita biologica sembra, all'interno di queste rappresentazioni, perdere rilievo al cospetto di quella sociale mai del tutto compiuta e sempre incerta .

§-3.2 PRATICHE PROPIZIATORIE PER LA SALUTE DEL BAMBINO.

Nelle religioni del mondo ci sono una serie di riti che vengono praticati in occasione della nascita di un bambino o per assicurargli una buona guarigione nel caso in cui questo presenti delle patologie importanti che possano compromettere la sua salute o, nella peggiore delle ipotesi, la sua vita. Tra le tante pratiche ne elenchiamo alcune che hanno caratteristiche particolari e che sono poco usuali nella nostra cultura.

Ad esempio nella religione islamica dopo la nascita del bambino viene tenuta il prima possibile una cerimonia che dura pochi minuti. All'inizio viene fatta la chiamata alla preghiera, ovvero l'**Adhan**, ed in seguito viene pronunciata la dichiarazione di fede. Il padre del bambino, od un altro membro autorevole della comunità locale, solitamente maschio, bisbiglia l'**Adhan** all'orecchio destro del neonato. Questo assicurerà l'approvazione divina e l'ingresso nel paradiso. Al bambino poi viene legata al polso o al collo una cordicella nera, chiamata **Taweez**, che ha un ciondolo contenente una preghiera. Sono particolarmente attenti a questa pratica i musulmani provenienti dall'India; il **Taweez** è ritenuto capace di proteggere il bambino dalle malattie. Questo aspetto può essere particolarmente significativo se il bambino ha problemi congeniti gravi o se è affetto da una patologia cronico-degenerativa. Il settimo giorno di vita vengono tagliati i capelli al bambino e viene donato come elemosina l'equivalente in argento del peso dei capelli tagliati. Un' altra cerimonia eseguita dopo la nascita è il **Namkaran**; è questa la cerimonia durante la quale si dà il nome al bambino. Durante i primi dieci giorni di vita, sia la madre che il bambino sono considerati impuri; generalmente nel dodicesimo giorno di vita, la madre prepara un bagno speciale e pone il bambino nel grembo di suo padre. Per la benedizione sono invitati varie divinità con preghiere e invocazioni cosicché possano proteggere e aiutare il bambino per tutta la vita; infine, il padre sussurra il nome scelto per il bambino nel suo orecchio destro. La circoncisione dei maschi viene solitamente praticata quando il bambino è più grande, di solito tra i due ed i sei mesi, non viene praticata quando il bambino è malato.

Nella religione induista invece praticano il **Jatakarma**, ovvero un rituale di nascita che avviene prima di tagliare il cordone ombelicale. Lo scopo di questa cerimonia è di accogliere il bambino nella famiglia e al mondo. Durante il **Jatakarma** il padre tocca e profuma il bambino e gli sussurra alle orecchie dei mantra, pregando per la sicurezza dell'ambiente in cui il bambino crescerà. Può essere disegnato dietro all'orecchio del bambino un puntino come simbolo dell'**Om**, utilizzando una matita per gli occhi, allo scopo di allontanare il diavolo. Questa cerimonia può rivestire particolare importanza se il bambino è affetto da una patologia congenita cronico-degenerativa.

Poco dopo la nascita un membro della famiglia, che è ritenuto virtuoso, scrive con una goccia di **juggery** (zucchero di canna) unito a del **ghee** (burro chiarificato) il simbolo dell'**Om** sulla lingua del bambino. Questo rito viene eseguito nella speranza che una parte delle buone qualità possedute dalla persona virtuosa che segna il lattante si trasferiscano al neonato. I genitori potrebbero desiderare di conoscere l'orario esatto della nascita, questo potrebbe essere importanti per il loro **Pandit** (maestro spirituale). Se il segno zodiacale (il **Nakshantra)** è sfavorevole, potrebbero essere eseguiti alcuni rituali che includono preghiere speciali. Quando il bambino nasce malato o si ammala poco dopo la nascita potrebbe avere luogo una cerimonia di benedizione con alcune scritture indù salmodiate dai membri della famiglia. Il Pandit può essere presente. Di solito viene dato il nome al bambino l'undicesimo giorno dopo la nascita. Se il bambino è molto malato un **Sarda** (uomo di fede) può stare con la famiglia usando inni, preghiere e letture sacre. Questo rito può sostituire la cerimonia di attribuzione del nome se avviene prima dell'undicesimo giorno di vita, ed assicura un buon futuro all'anima del bambino e la reincarnazione in un'altra vita. Riso e fiori possono essere offerti a nome del bambino malato.

CAPITOLO 4
IL FINE VITA: CERIMONIALI DI MORTE NELLE DIVERSE RELIGIONI.

Non esiste società e gruppo culturale che non si sia preoccupato di definire precise modalità di comprensione della morte; tali modalità sono infinitamente differenti e distinte le une dalle altre, in forza del fatto che ogni cultura e tradizione religiosa è infinitamente differente e distinta l'una dall'altra. Ciò detto, in questo caso, variabilità ed universalità si costituiscono quali aspetti complementari di uno stesso principio. Come è noto, fino alla metà del secolo scorso si tendeva a morire prevalentemente in casa ed i familiari avevano il compito, morale e sociale, di assistere il morente e di sostenerlo. Aspetti culturali del rito quali ad esempio la veglia funebre ed il pianto rituale si configuravano quale dispositivo di azioni utili a facilitare l'entrata in contatto con l'evento di morte e a familiarizzare con esso, ponendolo nella sfera della necessità e mai in quello della possibilità. La ritualità funebre si costituisce quale complesso di azioni socialmente condiviso e come elemento culturale fondamentale, in forza del suo potere rassicurante. Il fatto che oggi spesso la morte sopraggiunga in ospedale, o all'interno di strutture sanitarie di vario genere, testimonia senza dubbio con grande forza la profonda trasformazione avvenuta. Senza dubbio, parte della ritualità funebre sta di fatto scomparendo, soprattutto nei contesti metropolitani più grandi, non solo per motivi di ibridazione culturale o di perdita delle proprie tradizioni. Spesso le strutture sanitarie non possiedono gli strumenti culturali e legislativi per facilitare la messa in atto del dispositivo rituale funebre, soprattutto per quanto riguarda tradizioni religiose e culturali che si sono affacciate solo recentemente all'interno del panorama religioso nazionale. Purtroppo la maggior parte delle strutture di ricovero non sono attrezzate per riservare degli spazi che consentano di vivere decorosamente gli ultimi momenti della vita, sia per il paziente sia per chi lo assiste. Ogni cultura propone specifiche cerimonie che consentono a chi rimane di affrontare e superare il dolore per il distacco definitivo, contemporaneamente aiutano il defunto nel passaggio nell'aldilà. Pertanto risulta fondamentale capire il cerimoniale in uso presso una data cultura per poter assicurare comprensione nei confronti della famiglia e rispetto per il defunto.

Proviamo quindi a guardare alcune procedure e rituali di fine vita adottati in base ai dettami della propria religione in particolare di quelle minoranze religiose più diffuse in Italia.

I riti funebri servono contemporaneamente a mantenere un'unione tra i vivi e i defunti e ad attestarne l'inevitabile separazione. La persona defunta non c'è più ma allo stesso tempo continua ad occupare un posto nell'esistenza dei vivi. A seconda della concezione di ciò che accade dopo la morte, la scomparsa di un individuo assume un significato differente a seconda della religione. Per un cristiano, un musulmano e un ebreo la morte implica l'abbandono definitivo della vita terrena per ricongiungere l'anima a Dio, mentre per un induista, un buddhista, un giainista o un sikh significa rituffarsi nel ciclo eterno delle rinascite. In generale, però, le cerimonie che commemorano la persona defunta e che dispongono del suo cadavere svolgono alcune funzioni spirituali di grande importanza, tra cui dare supporto psicologico ai parenti e agli amici nell'elaborazione del lutto, accompagnare il defunto nel suo viaggio nell'aldilà, aiutare l'anima del morto per favorirne una buona reincarnazione (nelle religioni che credono nella trasmigrazione delle anime), conferire lo statuto di antenato alla persona deceduta (nelle religioni che praticano il culto degli antenati), rafforzare il sentimento di un destino comune a tutti i membri della comunità, fornire l'occasione per ribadire solennemente i princìpi di fondo della data tradizione religiosa.

§4.1- RITO EBRAICO

La religione ebraica considera la morte come un processo naturale, parte del piano di Dio che rappresenta il passaggio al mondo ultraterreno dove, coloro che hanno vissuto la loro vita in modo degno e virtuoso, saranno ricompensati. La fede ebraica vede Dio come pieno di misericordia e di amore, non punitivo, ciò che conta è il comportamento etico tenuto da ogni individuo in vita. I funerali ebraici possono differire nei riti e nelle tradizioni, esistono infatti diverse comunità: quelle ortodosse, quelle più conservatrici e quelle riformate. I funerali sono gestiti dai familiari più vicini: sposa o sposo, madre, padre, figlio, figlia, fratello o sorella. Prima della morte è auspicabile la presenza di un rabbino o di amici che preghino con lui e lo incoraggino a professare la sua fede davanti a Dio (unico che può assolverlo dai peccati nella riaffermazione della alleanza diretta senza necessità di intermediari) a invocare la Sua misericordia perché la pace dello spirito possa colmare il cuore nei momenti di sofferenza. La delicata attenzione di chi gli sarà vicino farà in modo di non turbare la sua coscienza e lo sosterrà nell'affrontare serenamente un positivo esame di coscienza. Un correligionario può aiutarlo a recitare la **widdui** (confessione). Il morente non va lasciato solo, specialmente negli ultimi istanti, e possibilmente va accompagnato recitando il **Kaddish** la preghiera con cui viene santificato il nome di Dio. L'atto di fede al momento del trapasso segna il culmine di una esistenza e ricollega, attraverso la recitazione dello **Shema'**, la vicenda del singolo a quella di tutta la collettività. In caso di morte imminente è preferibile astenersi dal muovere il corpo, dal procurare rumori molesti, dall'espressione di dolore da parte dei presenti. Non vanno fatti preparativi per la sepoltura né per il lutto. Chi chiude gli occhi ad un agonizzante – dice la **Mishnah** – è come se lo uccidesse. In genere è proibita qualsiasi azione possa accelerarne la morte: non è permessa l'eutanasia, anche se va garantita in ogni modo la dignità del paziente agonizzante e il suo diritto a non soffrire. Se in generale non si può fare nulla che acceleri direttamente il processo del morire, in determinate circostanze si possono però rimuovere impedimenti artificiali alla morte. Tale distinzione è molto sottile e richiede grande competenza nella valutazione di ogni singolo caso, che deve essere discusso dall'autorità rabbinica competente. I criteri tradizionali per la definizione del momento della morte sono la cessazione del respiro e del battito cardiaco. Appena l'agonizzante muore, vanno chiusi gli occhi (non di sabato) e va coperto completamente (anche il volto): ciò perché si ricordi la persona come era in vita e non da morta. Questo uso è ulteriormente spiegato dai cabalisti in rapporto a concezioni mistiche su particolari visioni in punto di morte che non devono essere più turbate da estranei. Prima di coprire definitivamente la testa c'è chi usa mettere della terra sugli occhi della salma. E' preferibile che queste operazioni siano compiute dal figlio maschio maggiore del defunto. Il processo di purificazione prevede che il corpo sia pulito e curato con dell'acqua che viene versata ritualmente su di esso. Circa 20 minuti dopo il decesso, dopo la purificazione, la salma è vestita con un sudario bianco come segno di purezza e di santità e quindi sdraiata sul pavimento (affinché ceda calore e si rallentino i processi di decomposizione) su cui si può poggiare un lenzuolo o un altro materiale (quest'ultima operazione non di sabato). Al posto del lenzuolo possono essere usate vesti di lino bianco particolari (**takhrinkhin**). Si usa coprire la salma con un **tallith**, uno scialle di preghiera con numerose frange dove sono segnati i precetti da osservare. Madre, padre, figlio, figlia, fratello, sorella o coniuge strappano una parte dei loro vestiti come segno di profondo dolore per la perdita subita. Le braccia della salma devono essere distese lungo il corpo e la bocca deve essere chiusa. Si usa coprire gli specchi nel luogo del decesso (almeno nella stanza del decesso, meglio se in tutta l'abitazione) e si accendono (mai di sabato e di Kippur) uno o più lumi accanto alla salma: la luce è un simbolo dell'anima e della vita. Sarebbe preferibile utilizzare lumi a olio dato che il legame tra l'olio e lo stoppino simboleggia il legame tra corpo e anima. Il lume deve rimanere acceso ininterrottamente per i sette giorni seguenti la sepoltura. Se il decesso avviene in ospedale, si accenderanno i lumi nella casa del defunto o se ciò non è possibile, nel luogo in cui gli **avelim,** i parenti stretti, fanno il lutto.

§4.2- RITO PROTESTANTE

Per quanto concerne la religione protestante, che comprende diversi sottogruppi tra i quali Metodisti, Valdesi, Battisti, Luterani, Pentecostali, Presbiteriani, Evangelisti, i funerali presentano una grande varietà di riti e sono generalmente organizzati secondo le volontà del defunto e della famiglia. I servizi funebri sono pensati per portare conforto alla famiglia e agli invitati, oltre che per celebrare la vita del defunto. Il rito funebre protestante di solito si svolge in modo molto semplice, non esiste il sacramento dell'estrema unzione né il culto dei morti, per cui non si celebrano funzioni di suffragio dopo un certo periodo dalla morte. Tradizionalmente, nei funerali protestanti la sepoltura avviene duo o tre giorni dopo la morte, così che la famiglia possa ricevere le persone per le visite al defunto. Il feretro viene solitamente portato in Chiesa dove il Pastore protestante legge un brano biblico e fa una meditazione ricordando episodi della vita del defunto. La cerimonia prevede anche la lettura delle sacre scritture sulla concezione cristiana della risurrezione, un sermone, un gruppo di lettura. Nella liturgia è previsto anche il canto di Inni, ma è la famiglia del defunto a decidere. I funerali protestanti possono essere tenuti anche presso una casa o al cimitero. Coloro che partecipano ad un rito funebre protestante spesso inviano fiori o regali come espressione del loro cordoglio, si usa anche fare beneficenza ad associazioni filantropiche in nome del defunto. I visitatori non sono tenuti a partecipare alla cerimonia funebre, ma amici o parenti possono voler lasciare un loro apprezzamento sulla vita del defunto. Dopo la funzione in Chiesa, il feretro viene accompagnato al cimitero dove viene recitata una preghiera. Non ci sono divieti riguardo alle forme di sepoltura per cui una famiglia può scegliere la cremazione e cospargere poi le ceneri in terra o in acqua, seppellire il defunto in un cimitero o nella propria proprietà, a seconda comunque della legislazione del paese di riferimento. Al termine del rito funebre, la famiglia organizza un banchetto presso la chiesa, o in una sala della comunità o presso la casa di uno dei familiari, con la funzione di condividere i ricordi del defunto ed aiutare i familiari a superare il dolore. Non è necessario vestirsi di nero, ma è richiesto un abbigliamento rispettoso. In Italia per molti anni i Protestanti e gli Ebrei non potevano essere sepolti nei cimiteri comunali, pena la sconsacrazione del cimitero. Per questa ragione furono costruiti dei cimiteri o aree apposite dove seppellire i morti. A Torino esiste ancora un'area destinata ai Valdesi. Possiamo constatare che il rito funebre protestante è molto semplice e non richiede l'intervento o l'aiuto di personale esterno e dunque la struttura sanitaria sembra essere adeguatamente attrezzata per assicurare il corretto svolgimento del rito. L'unica accortezza che il personale sanitario dovrebbe avere è nei confronti della salma, che non deve rimanere a lungo esposta, ma piuttosto essere chiusa il prima possibile all'interno del feretro A questo riguardo le strutture sanitarie e gli ospedali molto possono fare per evitare che la salma possa essere lasciata inutilmente esposta e garantendo così una più rispettosa attenzione.

§4.3- RITO MUSULMANO

Per quanto concerne la tradizione religiosa islamica alcune necessità rituali devono essere segnalate. Prima che la persona faccia la sua dipartita da questo mondo verso l'Altra vita la prima cosa da fare è girare il volto verso il lato destro, nella direzione della **Qibla**, cioè la **Mecca**. Il braccio destro deve essere appoggiato davanti al corpo, i piedi devono essere rivolti verso la **Qibla**, in modo che la persona possa guardare la **Qibla** alzando un po' il capo. Nel corso dell'intervallo che va dall'agonia alla morte, al morente devono essere lette parti del testo coranico, con particolare riferimento alla *Sura XXXVI*, **Ya Sin**, che così si conclude:

«Gloria a Colui nella Cui mano v'è sovranità sopra ogni cosa, Colui al Quale sarete ricondotti».

La persona che sta accanto al morente deve ricordagli la **Shahaadah** che sarebbe la Testimonianza di Fede: *"Attesto che non c'è altra divinità all'infuori di Allah e che Muhammad è il Suo Messaggero e Profeta"*. Il tutto in modo dolce, senza mettere agitazione al morente, anche perché il più delle volte la persona in questione potrebbe non essere in lucidità per via delle sofferenze. Chiunque muore pronunciando la **Shahaadah** andrà in Paradiso, come disse il Profeta **Muhammad**. Bisogna chiudere subito gli occhi del defunto, dopodiché si pratica un tipo di massaggio, premendo sull'addome dall'alto verso il basso con lo scopo di far uscire il materiale e i residui intestinali poi si inizia con il lavaggio rituale. Un passo difficile da compiere con delicatezza e allo stesso tempo con decisione, è la pulizia della bocca. Per il lavaggio della salma bisogna coprire il corpo, e da sotto la copertura svestirlo completamente in questo modo la persona che sveste il morto non guarderà le parti intime ed userà un paio di guanti per lavarlo. Al termine si riveste il corpo del defunto con sette veli bianchi. Il lavaggio è consigliato lo faccia un parente del defunto. Per la sepoltura non si deve lasciar passare giorni, come avviene nel cristianesimo ad esempio, ma viene fatta in modo tempestivo e deve essere sepolto nel luogo in cui muore.

§4.4- RITO BUDDISTA

In alcune delle tradizioni buddhiste le cerimonie funebri sono estremamente importanti in quanto sono considerate l'estremo tentativo e l'ultima possibilità di aiutare la persona morta a reincarnarsi favorevolmente. Si ritiene infatti che il distacco dell'anima dal corpo sia un processo graduale e che finché il cadavere è ancora integro (ossia, prima della cremazione), sia possibile intervenire sul **karma** dell'anima del morto con l'assistenza dei vivi. Per questo è usanza diffusa recitare testi sacri e insegnamenti religiosi in presenza del defunto e per far ciò la salma non deve essere mossa prima di 72 ore, pertanto è necessario usare la massima delicatezza, dolcezza e comprensione possibile nei confronti del processo di morte che si ritiene non essere ancora terminato relativamente all'igiene della salma ed allo spostamento. Solitamente per il lavaggio e la vestizione della salma sono i familiari che se ne occupano. Laddove il lavaggio sia eseguito dal personale delle camere mortuarie occorre che il corpo sia unto con olio fornito dai membri della comunità. Eventuali scossoni durante il trasporto della salma possono configurarsi come mancanza di rispetto nei confronti di chi sta affrontando il processo di morte e di chi lo assiste. Relativamente alla composizione della salma nel feretro si deve precisare che numerose correnti ritengono necessario che la cassa non venga chiusa prima di 72 ore e laddove ciò non sia possibile si raccomanda di ritardare il più possibile tale operazione. Come è ovvio, difficilmente è possibile che le strutture sanitarie possano procedere all'attesa delle 72 ore canoniche; si deve considerare però che la negazione di una simile richiesta corrisponde alla negazione di un atto rituale, in molti casi considerato necessario al trapasso. Inoltre, anche il funerale non andrebbe svolto prima di 72 ore. Potrebbe essere richiesto il posizionamento della salma nella camera ardente per lo svolgimento di alcune ritualità che potrebbero richiedere l'accensione di un lumino, l'esposizione di una statuetta del **Buddha** e l'accensione di un bastoncino di incenso. Le cerimonie variano comunque a seconda dei paesi, in Thailandia, ad esempio, sono i monaci a celebrare i riti funebri, cantando i sutra che gioveranno al morto. I parenti e gli amici versano dell'acqua su una mano della persona deceduta e pongono il cadavere dentro una bara circondata da candele, incensi e luci colorate. A distanza di qualche giorno (il periodo del lutto varia anche a seconda dei mezzi economici di cui dispone la famiglia) in cui parenti, amici, vicini e conoscenti si recano a onorare il morto, a pregare e a giocare a carte o a domino nella casa in cui è conservata la salma, avviene la cerimonia funebre vera e propria. Il funerale è accompagnato da un'orchestra, il cui compito è di rallegrare gli animi. Le scale di casa, da cui viene portata fuori il feretro, sono coperte con foglie di banano per rendere insolito il percorso finale del defunto. La processione verso il luogo della cremazione è guidata da un uomo che porta in mano un drappo bianco, seguito da alcuni anziani che trasportano fiori in ciotole d'argento e poi da un gruppo di monaci che precedono la bara. Dopo i canti funebri, la bara viene posta su una pira di mattoni e coloro che partecipano alla cerimonia accendono la legna sottostante con candele e bastoni di incenso. Le ceneri vengono conservate in un'urna.

§4.5- RITO INDU'

Per gli Indù, la morte rappresenta una temporanea sospensione dell'attività fisica in cui l'anima riorganizza i suoi piani e si reincarna in un altro ciclo di vita, questo gli permette di superare contraddizioni, mancanze, imperfezioni, per poter finalmente realizzare la completezza e raggiungere lo stato di equanimità. Solo quando il percorso sarà completato, lo spirito potrà ascendere al **Nirvana** (cielo) e terminare le reincarnazioni. La morte dunque è il momento in cui l'anima con alcuni residui di coscienza lascia il corpo da un'apertura del cranio e si reca in un altro mondo, poi torna di nuovo in stati differenti a seconda di come si è comportata in vita e a seconda del suo **Samsara,** ossia delle difficoltà e tendenze da superare. Esistono due mondi nell'Induismo: quello astrale dei fantasmi dove l'anima soggiorna temporaneamente prima di ricostruire il suo corpo e quello degli antenati e dove l'anima può rimanere beata con le altre anime dei già divenuti antenati. Gli Indù usano la cremazione in quanto permette ai cinque elementi che costituiscono l'anima di tornare alla loro fonte: aria, acqua, terra e fuoco al mondo terreno, l'etere al mondo superiore. I corpi di bambini e di maestri spirituali in alcuni casi vengono lasciati galleggiare sulla riva sinistra del **Gange**. Generalmente il corpo viene cremato il giorno stesso, in alcuni casi, come l'attesa di parenti lontani, dopo due o tre giorni dopo il decesso. Il defunto viene lavato con pasta di sandalo e cosparso di curcuma, viene ornato con oggetti o ornamenti che aveva a cuore in vita. Lo si avvolge in un telo di cotone bianco e i parenti più stretti di sesso maschile lo trasportano su una barella di legno verso il crematorio. I figli del defunto guidano la processione e portano una pentola in cui brucia dell'incenso, c'è l'usanza di ripercorrere i luoghi che sono stati importanti per la persona. Giunti al crematorio, il corpo viene decorato con legno di sandalo e ghirlande di fiori e vengono letti brani tratti dalle Scritture dei Veda. Di solito il figlio maschio più grande rappresenta tutta la famiglia nel momento dell'addio finale e dà avvio alla cremazione: accende le luci della pira intorno al corpo e prega per il benessere della dipartita dell'anima. Se però si tratta della madre è la sorella minore che accende la pira. Il corpo è posto nella pira in modo che i piedi siano rivolti verso sud (verso il Regno della Morte) e la testa verso nord (il Regno della Ricchezza). La quantità di legna utilizzate nella pira varia a seconda dello stato sociale del defunto e delle sue risorse economiche. Tutti i figli maschi sono tenuti a radersi i capelli in segno di rispetto. Le ceneri sono raccolte in un'urna e disperse in vari luoghi, dai 3 ai 10 giorni dopo la cremazione. Prima di entrare nella casa i familiari devono lavarsi e cambiarsi come segno di purificazione, un sacerdote purifica la casa con spezie ed incenso. Infatti si crede che siano altamente impuri perché contaminati dall'energia biomagnetica che si è accumulata intorno al corpo del defunto. Dopo la cremazione i familiari si occuperanno di offrire palline di riso al defunto, per facilitare il trapasso dell'anima dal mondo dei fantasmi a quello degli antenati con la costruzione di un corpo adeguato ad accedervi. Tale pratica dura   10 giorni, periodo nel quale i familiari devono rimanere isolati, non frequentare luoghi pubblici, astenersi da attività sociali, si ritiene infatti che rimangano contaminati fino a che l'anima non termina il suo cammino di reincarnazione (ogni giorno rappresenta un mese di gestazione dell'embrione nel grembo materno). Al quindicesimo giorno viene organizzata una funzione ed offerto un pasto speciale a parenti ed amici. Nell'India del sud si usa dare le palle di riso ai corvi, se le mangiano o le becchettano vuol dire che il defunto è soddisfatto dei riti compiuti e sta facendo un buon viaggio nel mondo ancestrale.

§4.5-RITO SIKH

La religione Sikh è stata fondata ufficialmente nel XV° secolo in India, le sue radici provengono dalla religione induista, possiede proprie scritture e propri riti, molti dei quali riferiti alla morte. L'anima è immortale, con la fine del corpo essa procede attraverso il creato per congiungersi con Dio. Dunque per i Sikh la morte di una persona cara non è un evento tragico, è un momento di lode in cui l'anima si muove per incontrare il Supremo. È un atto di Dio che viene vissuto con profonda rassegnazione. Tutte le cerimonie di commemorazione in questo momento sono volte ad aiutare l'anima a liberarsi dai vincoli della reincarnazione e diventare una cosa sola con Dio. Il dolore, il pianto, la disperazione non sono consentiti, pur essendo un momento duro, gli inni collettivi tratti dalle Scritture, servono ad indirizzare emozioni e pensieri verso la lode a Dio e a ricordare l'impermanenza di questa esistenza. Le scritture parlano della morte come qualcosa su cui riflettere continuamente interrogandosi sulla propria vita. Un Sikh cerca di essere costantemente consapevole della morte, così da essere preparato a rompere il ciclo della rinascita e tornare a Dio. La cremazione è il metodo più usato, ma è anche possibile la sepoltura. Il corpo viene lavato e rivestito con abiti nuovi, accanto vengono posizionati i cinque simboli sikh: un coltello che rappresenta la compassione e il compito di difendere la verità; un bracciale in acciaio inossidabile; un intimo; un piccolo pettine; dei capelli integri. In preparazione alla cremazione, il corpo è posto nella sala della casa o in un luogo di culto ed è lasciato visibile a tutti, i parenti stanno seduti vicino alla bara. Tutti i presenti recitano le Scritture, la lettura dei testi sacri è fatta dai familiari e avviene senza sosta, per circa 48 ore, continua poi per i dieci giorni successivi. Tali preghiere hanno la funzione di infondere consolazione e coraggio. Durante il cammino per il crematorio, sono intonati canti con la funzione di favorire il distacco dell'anima dal corpo, prima della cremazione altre preghiere invocano la benedizione per la partenza dell'anima. Un membro della famiglia, il figlio o un parente vicino, infiamma la pira funebre, la congregazione si siede a una distanza ragionevole, ascolta le letture ed esegue canti collettivi per una buona dipartita. Gli uomini indossano un velo nero e le donne un velo di colore tenue o bianco. Le ceneri vengono raccolte e disperse in acqua o nel mare. I Sikh non hanno fiumi sacri, ma possono depositare le ceneri in luoghi importanti da un punto di vista emotivo per il defunto o per i familiari. L'uso delle lapidi è scoraggiato perché il corpo è considerato un semplice involucro, la vera essenza è rappresentata dall'anima che ben presto abbandona il corpo. Dopo la cremazione, la famiglia esegue ulteriori letture e canti nella propria casa con gli ospiti. Tutti devono lavarsi come segno di purificazione ed una candela, fatta di ghee (una particolare forma di burro) e cotone, viene accesa per purificare la casa donando un buon odore. I vicini e i parenti si preoccupano di preparare il pasto per la famiglia. Il periodo del lutto dura da due a cinque settimane. Nel primo anniversario della morte, la famiglia esegue una preghiera e prepara un pasto cerimoniale, questa non è una triste occasione, ma un modo per ricordare il defunto e celebrare la sua vita.

§4.6-RITO ROM

Nella cultura rom la morte è sentita profondamente, è considerata una cosa assurda ed innaturale che provoca la rabbia di chi ne è colpito. Oltre al dolore per la perdita, i Rom sono anche preoccupati della vendetta dello spirito del defunto nei confronti di coloro che rimangono. Per onorare la morte, parenti e amici si riuniscono tutti vicino ai familiari, molti accorrono anche da lontano, la notizia si diffonde rapidamente, ed anche chi non conosce direttamente il defunto partecipa. Infatti la solidarietà alla famiglia è molto importante per aiutarla ad ottenere il perdono per tutto ciò che di negativo è stato fatto nei confronti del deceduto. Il funerale viene eseguito secondo le credenze del gruppo di appartenenza, ci sono Rom musulmani, ortodossi, evangelici, per cui non è presente un rito specifico. In genere il funerale viene eseguito tre giorni dopo la morte. L'espressione del dolore non è affatto limitata, non c'è timore a dar libero sfogo a tutta la sofferenza con pianti ed urla. Dal momento della morte fino a quello della sepoltura, il corpo non sarà mai lasciato solo, i parenti gli si siedono vicino e lo vegliano per almeno 24 ore, questo come segno di compassione per quanto è accaduto e per scongiurare la rabbia del defunto. Il corpo viene lavato e vestito con un abito nuovo, gli oggetti personali che ha tenuto in vita (anelli, bracciali, orologi, chitarre, violini, anche bottiglie di alcol) vengono messi nella bara. Alcune monete possono essere messe nelle tasche del defunto. Non si usa toccare il corpo per timore di contaminazioni. Tutte le attività e distrazioni sono sospese: non si può cantare, ballare, fare brindisi, non ci si può lavare, farsi la barba, pettinare, non si può mangiare in presenza del defunto. È consentito solo bere caffè, thè, alcolici. Prima di bere, ogni persona deve gettare un po' della bevanda in terra in memoria del defunto. Durante la veglia, vengono raccontare storie della vita della persona scomparsa. La processione funebre è solitamente composta da una carrozza che trasporta il feretro, il corteo di persone che lo segue e una banda. Corone di fiori precedono la processione, altri fiori vengono lanciati per strada. Generalmente le donne hanno il compito di manifestare il dolore, in alcuni casi si strappano parte dei vestiti per tenere lontano lo spirito del defunto, appena arrivati al cimitero, i singhiozzi aumentano fino a raggiungere il loro picco quando la bara è calata nella tomba. Possono essere gettate monete, banconote, manciate di terra. Secondo alcune tradizioni rom, al momento della sepoltura viene versata dell'acqua sul morto come segno di augurio per un buon viaggio, poi vengono intonati canti funebri. Si usa anche fare delle foto di tutti i parenti, amici, conoscenti intorno alla bara e poi vicino alla tomba. Alla fine della sepoltura ci si trova tutti assieme per il pasto di ristoro dopo i difficili giorni della veglia e del funerale stesso. Questo pasto viene preparato dai parenti più stretti, è molto abbondante ed esclude tassativamente latticini, carne e uova. Le persone che sono state in contatto con il morto vengono lavate secondo un rituale di purificazione. Il lutto dura per un tempo differente in base al grado di parentela e alle differenti tradizioni, il periodo comunque è molto lungo e varia dai sei mesi ai tre anni, in questo periodo non è consentito prendere parte alla vita sociale, alle feste, non si entra nei luoghi pubblici, non si ascolta la radio e si guarda televisione, si esce di casa il meno possibile, si indossano abiti neri. Fino a poco tempo fa i colori più utilizzati per il lutto erano il bianco ed il rosso. Secondo un'altra tradizione, il primo pasto fatto dopo la morte si chiama "**pomana**", si tratta di un banchetto molto abbondante come segno di pace e felicità per il defunto, ci può essere qualcuno della stessa età del defunto che lo rappresenta e che si veste in modo analogo. La "**pomana**" viene poi riproposta a vari intervalli: nove giorni, sei settimane, sei mesi e infine un anno dopo la morte. A ciascuno di questi banchetti, i parenti, a cominciare da quelli più lontani, annunciano la loro intenzione di terminare il periodo di lutto; la persona più vicina al deceduto sarà l'ultima a farlo, dopo un anno. I familiari devono andare spesso a far visita alla tomba del defunto. C'è una grossa paura dello spirito dei morti, dal momento che possono tornare tra i viventi a cercare vendetta per ciò che gli è stato fatto in vita. Esisterebbe un periodo preciso nel quale possono tornare, passato questo, i morti entrano a far parte degli antenati che sono invece ben disposti verso le persone in vita. In alcune situazioni, il ritorno dello spirito del morto è benvenuto e considerato una forma speciale di affetto. La presenza dei morti si può rivelare in vari segni, nei sogni o nelle apparizioni. Per allontanare l'influenza negativa di qualche spirito, vengono utilizzati incantesimi e rituali come forma di protezione. In particolare sono utilizzati il fuoco e l'acqua che servono come purificazione e che lo spirito teme. In alcune tradizioni si usa bruciare o distruggere tutto quello che è appartenuto al defunto, compresi gioielli, animali, roulotte o l'automobile, se posseduta. Anche il nome del defunto non deve essere più pronunciato, invece le sue immagini sono molto importanti e vengono conservate con cura. Una delle offese peggiori per un Rom è proprio quella di offendere un caro estinto.

§4.6- RITI AFRICANI

La grande eterogeneità dell'Africa determina molteplici visioni della morte, insieme a quelle dell'Islam o del Cristianesimo che sono arrivate in seguito. Si possono comunque rintracciare molte somiglianze tra le varie etnie. Come abbiamo già potuto vedere, l'organizzazione sociale in Africa è legata alla religione, così come la percezione della malattia e della morte. Secondo la visione africana, l'uomo trova il suo senso nell'essere in armonia con se stesso, nelle relazioni con gli altri, con gli antenati, con il divino e il creato intero, con il presente e il passato, con il dolore e la gioia. Condurre una vita dignitosa e virtuosa è una condizione molto importante nella cultura africana, perché dà la possibilità di accedere alla memoria dei viventi di ogni tempo e spazio. La morte è considerata un evento normale poiché chi muore continua a vivere e ad intervenire nella vita dei propri cari; il perpetuarsi nella memoria della comunità attraverso quello che si è stati in vita, rappresenta l'immortalità: si muore per sempre quando non si è più presenti nella mente e nel cuore della comunità. Il decesso, infatti, è il passaggio necessario per raggiungere il divino e il mondo degli antenati che ne sono i diretti intermediari. In Africa il trapasso di una persona non è mai casuale: vi si vede sempre la mano occulta di uno stregone. Esistono, infatti, "*morti buone*" e "*morti cattive*"; solitamente l'anima dei defunti abbandona la terra per andare nell'oltretomba, ma in alcuni casi gli antenati vietano allo spirito di raggiungere l'aldilà. I "*morti cattivi*" sono molto dannosi per la comunità poiché essi restano erranti e compaiono nei sogni dei viventi, tormentandoli con malattie e possessioni. Ad esempio, i **Dogon**, abitanti del sud est del continente, sono celebri per l'esecuzione, durante i funerali, dei "*canti della morte*" che durano due giorni; essi devono essere eseguiti integralmente e senza omissioni poiché, in caso di errore, occorre ricominciare. Questi canti rituali hanno una struttura molto arcaica e quindi di difficile comprensione; gli esecutori hanno pertanto l'obbligo di non rivelarne il significato. Se i riti non vengono celebrati secondo la tradizione, lo spirito del defunto è errante e si teme che possa ritornare nel villaggio con lo scopo di fare del male. Quando qualcuno va a porgere le condoglianze alla famiglia del defunto, prima di entrare nel villaggio, prende delle foglie d'albero e le depone a terra con un sasso sopra per indicare al morto che non deve entrare. La salma, presso questa popolazione, non viene sepolta, ma avvolta in una coperta prima di essere posta in grandi grotte comuni; all'interno di un villaggio esistono numerose grotte in cui i defunti vengono raggruppati. La morte nella cultura africana non è un evento associato al dolore anche se procura tristezza, è invece un momento che permette un contatto forte con l'aldilà attraverso particolari rituali. La morte è un passaggio, il corpo scompare ma l'anima si avvia all'incontro con il divino e gli antenati. Nel Ghana, sulla costa meridionale dell'Africa occidentale, quando una persona muore il suo spirito inizia un lungo viaggio e, in alcuni casi, entra nel mondo degli antenati. La figura dell'antenato riveste un ruolo di notevole rilevanza; ogni anziano autorevole e saggio diventa, dopo il decesso, un antenato, ovvero una suprema autorità che funge da intermediario tra i vivi e i morti, tra i mortali e il divino. Gli antenati sono i depositari della tradizione, delle leggi e degli usi tribali; essi possono essere consultati mediante divinazioni oppure manifestarsi autonomamente in sogno. Il viaggio nell'aldilà può durare molti giorni, ma la vita ultraterrena non differisce da quella condotta dal defunto in vita: il morto conserverà le stesse abitudini che aveva da vivo. Gli spiriti dei morti che non entrano nel mondo degli antenati diventano fantasmi che iniziano a vagare per il mondo spaventando i viventi. Esiste anche la possibilità della reincarnazione, sia nelle spoglie di umani che di animali, che si verifica nel caso in cui lo spirito ritenga di non aver completato il proprio lavoro in vita. I funerali hanno una straordinaria importanza nella vita sociale; essi, per la gente facoltosa, possono durare anche molti giorni e attirare migliaia di persone da ogni parte del Paese. I riti funebri servono anche a rafforzare il legame tra i viventi; è possibile, infatti, partecipare ai tambureggiamenti e alle danze che si trasformano in momenti di esaltazione collettiva con lo scopo di allontanare il dolore della morte. La danza occupa un ruolo significativo all'interno dei riti di commiato nel Ghana; se a morire è una donna, sono mimate azioni che rimandano ai suoi lavori domestici. Le danze funebri, eseguite in tutta l'Africa, costituiscono un tributo al defunto e alla sua abilità nell'espletare i compiti ascrittigli dal ruolo sociale; il ballo rappresenta, inoltre, uno strumento privilegiato nella comunicazione con l'aldilà e ha anche lo scopo di divertire e far socializzare i partecipanti alle varie funzioni. Esistono, poi, alcune danze estatiche che portano alla totale perdita del controllo di sé, come se l'esecutore fosse posseduto. Presso i **Temba**, popolazione del Sudafrica, la salma viene colpita con un pulcino fino alla morte dell'animale; in questo modo il defunto viene accolto nel regno degli antenati. In seguito si legano ai piedi e alle braccia le zampe del pulcino e vengono recitate le parole di commiato. La fossa per l'inumazione è di solito a due strati: un primo piano, poi al centro un loculo profondo e ristretto. Nell'abitacolo si pone una coperta sulla quale si adagia la salma avvolta in un lenzuolo bianco; essa è deposta su un fianco e rivolta verso occidente se donna, verso oriente se uomo. Successivamente il loculo viene coperto con bastoni o con piccole assi che hanno la funzione di isolare la salma, creando una bara naturale. Sopra la testa è posta una stuoia e il tutto è rivestito con foglie di tek sulle quali si spalma l'argilla che chiude, sigillandolo, il loculo. Infine, si ricopre con la terra. Dopo tre giorni per l'uomo e quattro per la donna, vengono officiati riti complementari che consistono nel sacrificare un pollo o una faraona. La tribù **Luba** della Repubblica Democratica del Congo considera i defunti come spiriti che devono essere rispettati attraverso l'esecuzione di danze sacre; le donne compiono movimenti specifici in onore dei morti, **amasinduka**, mentre gli uomini praticano una sorta di combattimento rituale con la lancia e lo scudo, **omukovo**. I **Malgasci** guardano alla morte con grande rispetto, conferendo all'aldilà la stessa importanza che si dà al presente. Chi piange un defunto pratica elaborati riti funebri e, se si ritiene che il morto sia scontento, vengono celebrate ulteriori cerimonie per soddisfarlo. La più famosa di queste funzioni è il **famadihana**, o rovesciamento delle ossa, durante il quale la salma viene riesumata, quindi la si intrattiene, le si parla e infine la si seppellisce in un nuovo sudario insieme a vari doni.

Per concludere, la morte è considerata dagli africani in stretta comunione con la vita; il culto collettivo dei defunti diventa un momento fondamentale in cui i parenti, i familiari e gli amici si riuniscono per riflettere e per prendere delle decisioni. La perdita di una persona cara non è associata soltanto al dolore, ma anche alla gioia di poter partecipare a funzioni che mettono in comunicazione con l'oltretomba.

Conclusioni

Dalla disamina delle usanze diffuse nelle culture citate è interessante notare come nei vari credi religiosi da una parte sia possibile rintracciare regole e credenze che accomunano gli esseri umani anche da parti opposte del globo, mentre per altri aspetti, come evidenziato, le modalità atte a definire la morte variano profondamente da un gruppo culturale ad un altro. Nonostante ciò è tendenzialmente comune l'interpretazione dell'evento come un fatto negativo, un danno personale e sociale che colpisce i superstiti. Possiamo notare inoltre che il filo conduttore comune di tutte le religioni è la credenza di una vita dopo la morte. Questo dimostra la tendenza dell'essere umano a non terminare tutto con la morte, la sua predisposizione verso una spiritualità, una trascendenza che supera i limiti della fisicità e si collega direttamente ad un'essenza superiore, eterna, immateriale. Dunque l'idea di un universo che non termina in ciò che possiamo solo vedere e toccare. In ragione di ciò, l'angoscia della morte viene superata attraverso il rito. Proprio per questo motivo è compito delle istituzioni pubbliche, ed in particolare sanitarie, facilitare lo svolgimento del rito funerario, perché così facendo si riconosce la necessità a tutti, indipendentemente dalla propria fede, la possibilità di procedere attraverso modalità codificate alla ricomposizione del dolore.

BIBLIOGRAFIA

AA.VV. Le religioni dei popoli senza scrittura, a cura di Puech, Laterza editore, 1988

AA.VV. La salute della popolazione immigrata in Emilia Romagna, a cura di Corrado Ruozi, Federica Sarti, Bologna, Novembre 2011.

AA.VV. L'Infermiere e l'Interculturalità: la realtà quotidiana. Nurse Science, N° 21, Lugkio 2012.

Affronti M. Il bisogno di salute e di prevenzione nel soggetto immigrato. Flussi migratori e patologia.IJPH a. IX, vol.8, n°3, 2011.

Bachelett C.M. Assistenza Infermieristica a migranti: uno studio fenomenologico sull'esperienza di malattia e cura di persone migranti a Torino, Roma 2008.

Bazzana S. Viaggio nel Nursing transculturale: quando capire è già curare. In "Tempo di Nursing" a cura di IPASVI n°64, Brescia, Giugno 2013.

Bazzoni A. De Salvia L. L'accoglienza delle differenze e specificità culturali e religiose nelle strutture sanitarie ospedaliere e territoriali della regione Lazio: Raccomandazioni per gli operatori sanitari da parte delle comunità religiose, 2011.

Campell A. Il supporto spirituale al bambino e alla famiglia nelle cinque maggiori religioni del mondo, in "IDB", Gioornale Italiano di Scienze Infermieristiche e pediatriche", 2009.

Giarelli G. Medicina africana e sviluppo professionale, Editrice Missionaria Italiana, Città di Castello, 1995.

Landuzzi C. I rituali funebri nelle diversità etniche e culturali dell'ambiente urbano, in "ricerche e progetti per il territorio, la città e l'architettura", n°4, Giugno 2012.

Levy-Bruhl L. L'anima primitiva. Bollati Boringhieri, Torino, 2013.

Monaco E. Persona e impersonazione, Benzoni Editori, Città di Castello (STE), 1977.

Piccinini M.R. Il rapporto tra alimentazione e religione nella tradizione cristiano-ortodossa, in Chizzoniti A. Tallachini M. (a cura di) "Cibo religione: diritto e diritti" Libellula edizioni, 2009.

Riveria A. I santi guaritori. Le terapie magico-religiose nella cultura popolare, in "Il mago. Il santo, la morte, la festa. Forme religiose nella cultura popolare", Bari, 1988.

Voltaggio F. L'arte della guarigione tra religione e malattia, in "L'erte della guarigione nelle culture umane", Torino 1992.

Indice
Introduzione 3